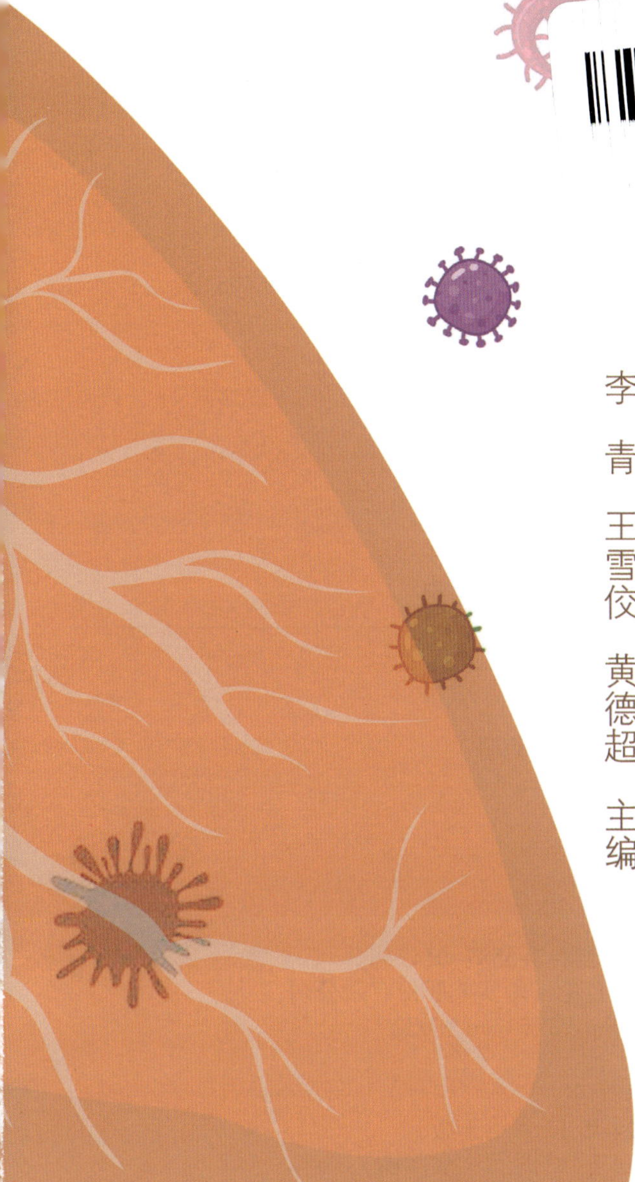

「咳」不容缓

李　青　王雪佼　黄德超　主编

YNK 云南科技出版社
·昆　明·

图书在版编目（CIP）数据

“咳”不容缓 / 李青，王雪佼，黄德超主编 . 昆明：云南科技出版社，2024. 12. -- ISBN 978-7-5587-6147-8

Ⅰ. R562.2

中国国家版本馆 CIP 数据核字第 2024W7L408 号

“咳”不容缓

“KE” BURONGHUAN

李　青　王雪佼　黄德超　主编

出 版 人：温　翔
策　　划：李　非
责任编辑：张　朝　龚萌萌
特邀编辑：范木歌
封面设计：云璞文化
责任校对：秦永红
责任印制：蒋丽芬

书　　号：ISBN 978-7-5587-6147-8
印　　刷：云南金伦云印实业股份有限公司
开　　本：889mm × 1194mm　1/32
印　　张：4.5
字　　数：104 千字
版　　次：2024 年 12 月第 1 版
印　　次：2024 年 12 月第 1 次印刷
定　　价：48.00 元

出版发行：云南科技出版社
地　　址：昆明市环城西路 609 号
电　　话：0871-64114090

前言

咳嗽是常见的临床症状，是肺系疾病的主要证候之一，中医细分咳嗽：有声无痰为之咳，有痰无声为之嗽，临床上多为痰声并见，故以咳嗽并称。咳嗽的主要病变部位在肺，但其他脏腑病变也可影响到肺而发生咳嗽，即《素问·咳论》所谓：“五藏六府皆令人咳，非独肺也。”明确病机而治咳尤为重要。

古人云：“百病好治，独嗽难医。”治疗咳嗽不单只是治肺，应辨病识咳，“三因”制宜，即因地制宜、因时制宜、因人制宜，应对症治疗，应在中医辨证论治、整体观念等原则的指导下，通过“望闻问切”收集四诊资料，四诊合参，正确分析其病因病机，明确临床各脏腑特点及传变规律、病位，做出相应诊疗。在此过程中，要重视对导致咳嗽发病的相应脏腑功能的调节，挖掘疾病的病变本质，分清其标本缓急、虚实主次。

本书涉及的内容主要有咳嗽病的定义、诱因、病因、就医、诊断、治疗方法、辅助治疗、咳嗽的居家缓解方法、食疗及咳嗽礼仪等。书中详细介绍了西医的咳嗽分类、中医的辨证分型特点，在治疗和药物选择方面，西医是根据咳嗽的病因诊断及分类来选择药物，中医则根据辨证论治选择方剂及中成药制剂，应强调的是，具体的中西药物选择应该在专业医师的指导下完成。本书言简意赅，图文并茂，力求把很多复杂的医学知识点简单化、普及化，深入浅出，从而增加了阅读乐趣，更能大众化地解读咳嗽病的相关知识，为广大咳嗽患者及临床医学者学习和借鉴，指导中西医临床咳嗽病的诊疗。古人云：“垂法诲人，大匠示人以矩，不示人以巧。”从古至今都没有治病的模板，没有绝对的万能方剂及药物，必须要融会贯通，准确辨证施药。书中纰漏与不足之处，希望读者批评指正。

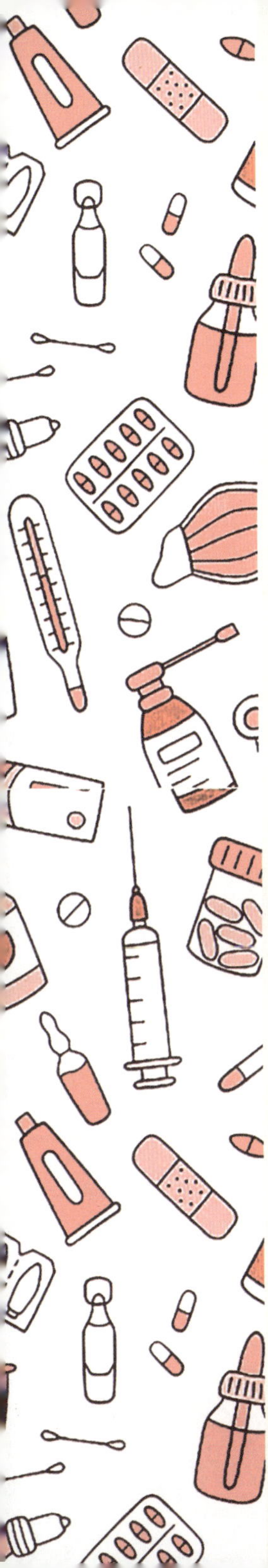

目　录

咳嗽到底是什么 …………………… 001

咳嗽动作的形成 …………………… 005

西医角度咳嗽的类型 ………… 007

中医角度咳嗽的类型 ………… 009

为什么会咳嗽 …………………… 011

环境因素导致 …………………… 013

生活方式引起 …………………… 014

药物引发 …………………… 014

疾病导致 …………………… 015

咳嗽是怎么出现的 …………………… 017

根据咳嗽伴随症状找病因 …… 019

根据咳嗽发作时间找病因 …… 021

根据咳嗽声音特点找病因 …… 022

咳嗽礼仪 …… 023

咳嗽礼仪规范 …… 026

咳嗽礼仪误区 …… 028

咳嗽就医 …… 029

就医准备 …… 032

就诊科室 …… 034

咳嗽的检查 …… 035

咳嗽的诊断 …… 040

咳嗽的鉴别 …… 048

咳嗽治疗 …… 051

西医治疗 …… 053

中医治疗 …… 058

咳嗽药物选择 …… 061

西　药 …… 065

中成药 …… 068

咳嗽辅助治疗 …… 085
有效咳嗽法 …… 087
穴位按摩法 …… 088
体位排痰法 …… 092
物理治疗法 …… 097

居家缓解咳嗽的方法 …… 099
使用空气加湿器 …… 101
减少过敏原 …… 102
饮用蜂蜜水 …… 103
温盐水漱口 …… 103
垫高头部 …… 104
戒　烟 …… 104
使用盐水鼻喷剂 …… 105
考虑使用非处方药 …… 105

咳嗽食疗 …… 107
咳嗽的食疗处方 …… 109
秋季燥咳的“润肺”食谱 …… 114

咳嗽注意事项 ······················· 120
咳嗽期的饮食推荐 ················· 122
咳嗽期的饮食禁忌 ················· 124

咳嗽转归 ································· 127

参考文献 ································· 132

咳嗽到底是什么

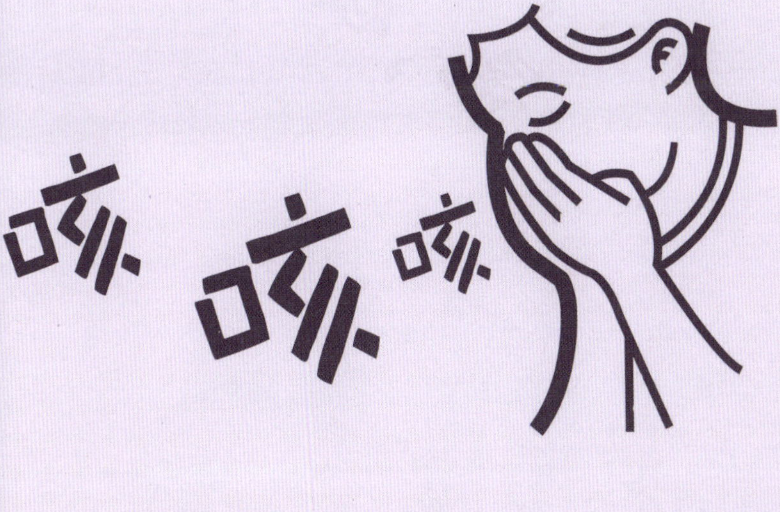

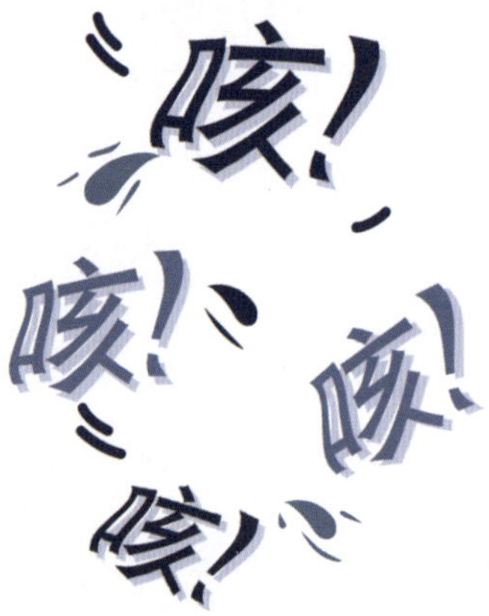
咳！
咳！
咳！
咳！

咳嗽，是人体的一种生理反射，指喉部或气管的黏膜受到刺激时迅速吸气，随即强烈地呼气，声带振动发声。

咳嗽，是保护性的反射动作，能清除呼吸道中的异物或分泌物，也是某些疾病的症状。

医学解释：咳嗽是临床上常见的症状，是机体重要的反射性防御动作。咳嗽有助于清除呼吸道分泌物及异物，当呼吸道黏膜发生炎症，或受到异物、刺激性气体等刺激时，均可引起呼吸道分泌物增加，通过咳嗽可将分泌物或异物排出体外。

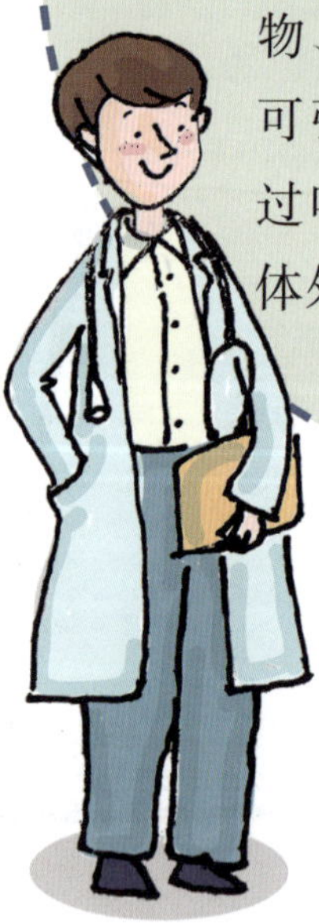

咳嗽动作的形成

咳嗽是由延髓咳嗽中枢受刺激引起的。

来自耳、鼻、咽喉、气管、支气管、胸膜等部位的刺激传入延髓咳嗽中枢，延髓咳嗽中枢再传入喉下神经、膈神经、脊髓神经，分别引起咽肌、膈肌和其他呼吸肌的运动，共同完成咳嗽动作。

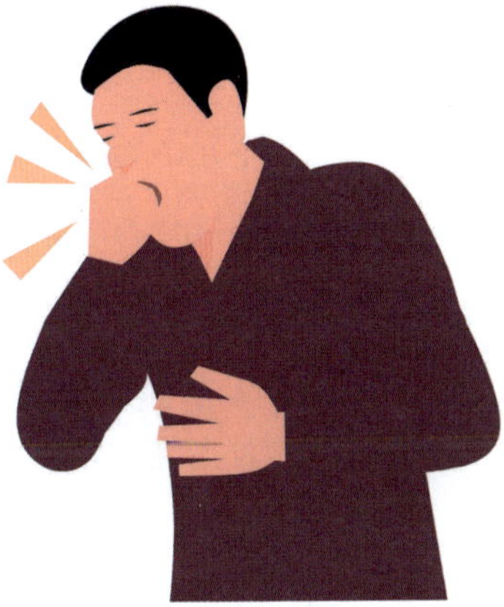

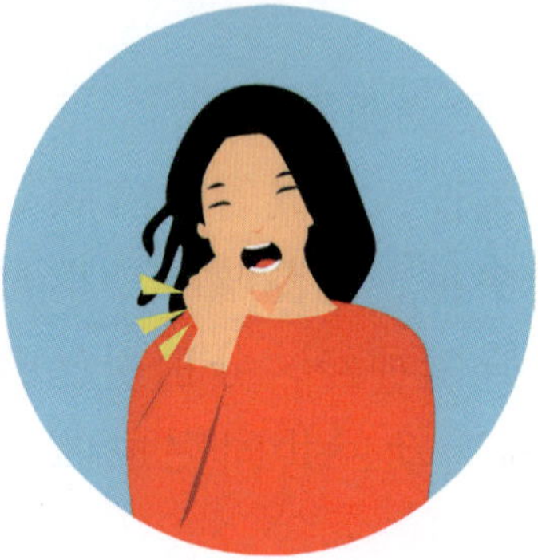

咳！咳！咳！咳嗽，情况很糟？

通常情况下，咳嗽对人体具有一定的好处和坏处。好处是能帮助人体清除过多分泌物，坏处是可能会导致肺部疾病发生。

咳嗽是人体的一种自我保护反应，轻微的咳嗽可以帮助呼吸道排出过多的分泌物或异物，从而有效地抑制呼吸道感染。但是长期咳嗽可能会影响人们正常的生活和休息，还会使咽部黏膜受到气流的冲击，导致黏膜破损，容易让细菌、病毒侵入破损的地方，从而引发慢性肺炎等疾病，不利于身体健康。

西医角度咳嗽的类型

根据持续时间，咳嗽可分为急性咳嗽、亚急性咳嗽和慢性咳嗽。

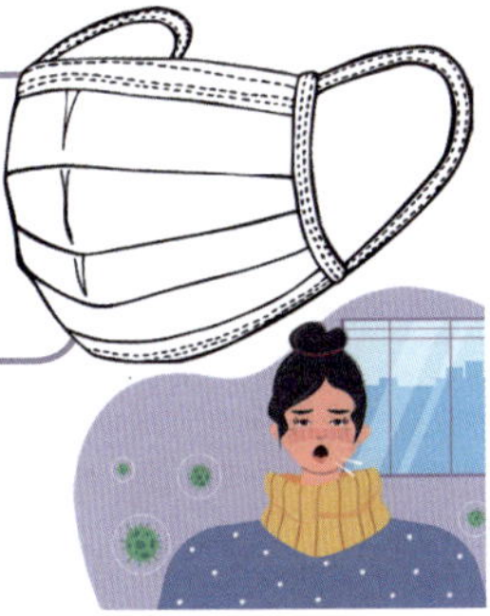

急性咳嗽

持续时间在 3 周以内的咳嗽，这类咳嗽多为普通感冒或急性气管 - 支气管炎所致。此外，环境因素也是引发急性咳嗽的原因之一。

亚急性咳嗽

持续时间在 3 至 8 周之间的咳嗽，引发这类咳嗽的常见原因多为感染。

慢性咳嗽

持续时间在 8 周以上的咳嗽。

根据胸片结果可将慢性咳嗽分为两类，分别为：

（1）伴有影像学异常：影像学检查肺部有明确病变，如肺炎、肺结核、支气管肺癌等导致的慢性咳嗽。

（2）影像学无明显异常：影像学检查肺部无明显异常，以咳嗽为主要或者唯一的症状。这类咳嗽更为常见，占据慢性咳嗽的大部分病例。

根据是否有咳痰，咳嗽可分为干性咳嗽和湿性咳嗽。

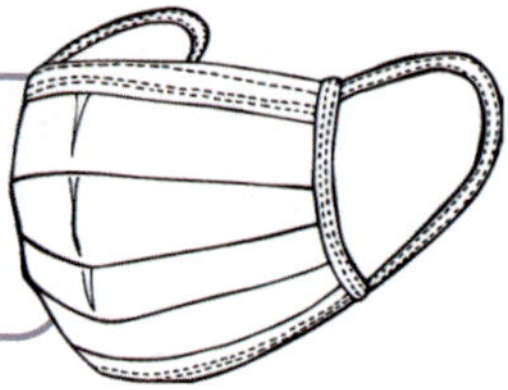

干性咳嗽

每天咳痰量≤10毫升/小时的咳嗽。干性咳嗽常见于急性或慢性咽喉炎、喉癌、急性支气管炎初期、气管受压、支气管异物、支气管肿瘤、胸膜疾病、原发性肺动脉高压以及二尖瓣狭窄等疾病。

湿性咳嗽

每天的咳痰量>10毫升/小时的咳嗽。湿性咳嗽常见于慢性支气管炎、支气管扩张、肺炎、肺脓肿和空洞型肺结核等疾病。

中医角度咳嗽的类型

从中医角度来说，咳嗽的类型分为八种：风寒咳嗽、风热咳嗽、风燥咳嗽、痰湿咳嗽、痰热咳嗽、阴虚咳嗽、气虚咳嗽、阳虚咳嗽。

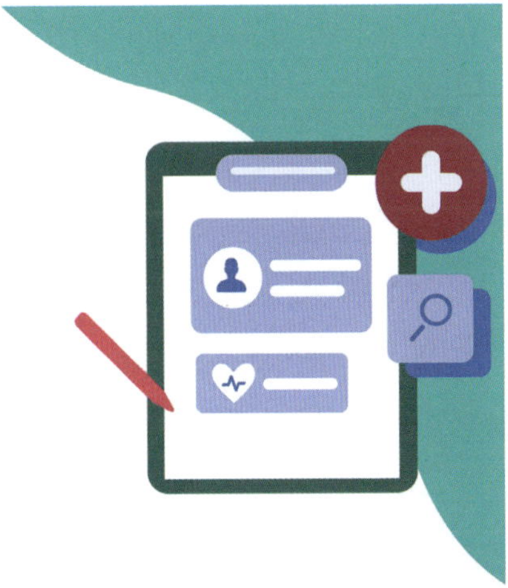

● 风寒咳嗽

以突然快速咳嗽为主要症状，痰液稀薄，色白，伴有头痛、恶寒、鼻塞、咽痒、肢体酸楚等。

● 风热咳嗽

以经常剧烈咳嗽为主要症状，痰中有白色或黄色黏稠物，气粗，咳声发痒，咽红口干，伴有发热、头痛、口渴、喉咙痛。

● 风燥咳嗽

主要是因为风和干燥的结合导致肺部受损，可引起干咳无痰、咽喉瘙痒、皮肤干燥等症状。

● 痰湿咳嗽

咳嗽反复发作，痰多黏稠，咳声重浊发闷，可出现胸闷气短、恶心想吐、呼吸急促等症状。

● 痰热咳嗽

咳嗽声重、气促，痰多且黄而黏，伴有发热、口干舌燥、舌头发红等症状。

● 阴虚咳嗽

干咳无痰或痰少而黏，伴有咽干口燥、声音嘶哑、手脚心发热。

● 气虚咳嗽

通常指气虚所引发的咳嗽，主要表现为咳嗽声音低弱，并伴有气喘、咳白色稀痰等症状，同时还可伴有气虚症状，如出汗、怕风、面色苍黄等。

● 阳虚咳嗽

通常由肺气虚弱、阳气不足导致，患者会出现咳嗽、咳痰、喘息、气促、畏寒怕冷、腰膝酸软等症状。

为什么会咳嗽

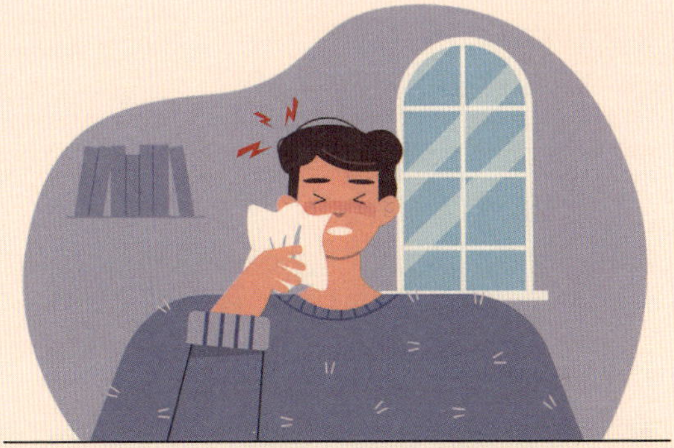

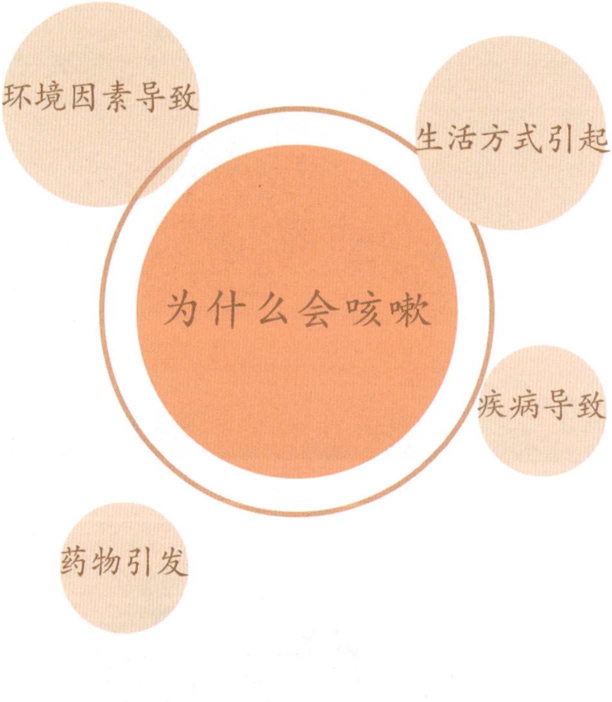
为什么会咳嗽
环境因素导致
生活方式引起
疾病导致
药物引发

环境因素导致

接触冷空气、粉尘、烟雾、花粉、动物毛发、刺激性气体等都可能引起咳嗽。

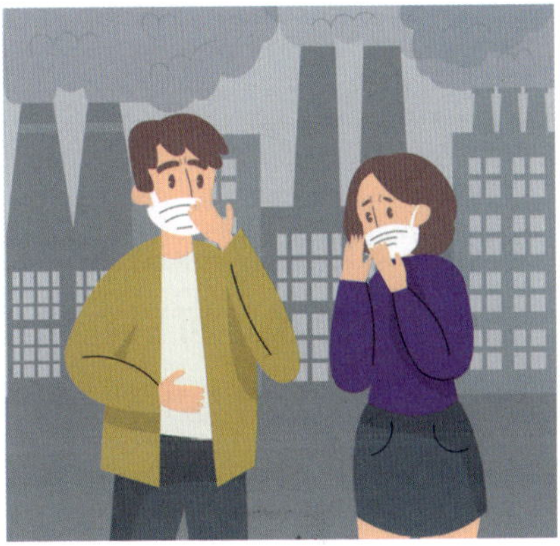

生活方式引起

吸烟是导致咳嗽的常见原因，长期吸烟者多有晨起咳嗽、咳痰的症状。

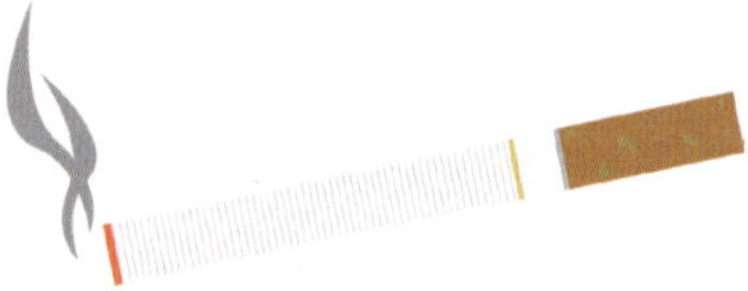

药物引发

服用血管紧张素转化酶抑制剂类药物（常用于高血压、冠心病等患者）可引起咳嗽，如培哚普利、依那普利、贝那普利、卡托普利等。

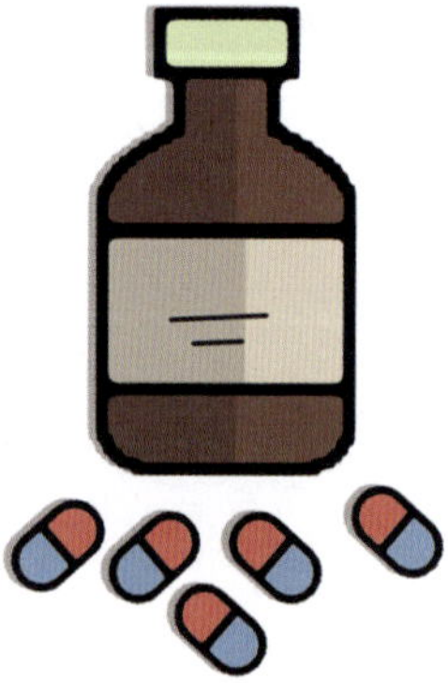

疾病导致

引起咳嗽的疾病主要在呼吸系统。如急性上呼吸道感染、肺炎、支气管炎等；而其他系统疾病亦可引发咳嗽，如耳鼻喉疾病、消化系统、心血管系统及神经精神疾病。

呼吸系统疾病

引起急性咳嗽的常见呼吸系统疾病病因：普通感冒、急性气管－支气管炎、哮喘、慢性支气管炎和支气管扩张症等原有疾病的急性发作。

引起亚急性咳嗽的常见呼吸系统疾病病因：鼻窦炎感染后咳嗽、咳嗽变异性哮喘、嗜酸粒细胞性支气管炎、上气道咳嗽综合征等。

引起慢性咳嗽的常见呼吸系统疾病病因：咳嗽变异性哮喘、上气道咳嗽综合征、嗜酸粒细胞性支气管炎和变应性咳嗽，也可能是慢性支气管

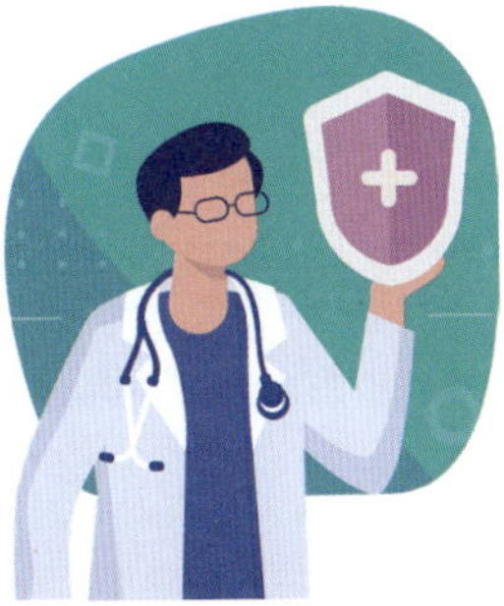

炎、慢性阻塞性肺疾病（COPD）、支气管扩张症、气管－支气管结核、支气管肺癌等。

● 耳鼻喉疾病

鼻咽部的炎症可刺激咽部神经诱发咳嗽，如急慢性鼻炎、鼻窦炎、咽喉炎及外耳道异物等。

● 消化系统疾病

食积、胃酸反流等病理因素到达气管或会厌，可刺激咽喉黏膜而引起咳嗽症状。如胃食管反流、小儿积食、消化不良等。

● 心血管疾病

主要是急性或慢性心力衰竭，导致肺动脉压力增高、肺循环瘀血渗出、肺水肿，从而刺激肺泡，引起咳嗽的发生。除心力衰竭外，还常见于肺动脉高压、肺栓塞，用来控制心衰或高血压的一般是 ACEI 类药物。

● 神经精神系统疾病

多与心理因素、情绪压力或神经系统的敏感性增强有关；而喉神经感觉过敏、感觉减退或缺失也可引起咳嗽。如：粉尘、动物毛发过敏、脑肿瘤、脑炎等。

咳嗽是怎么出现的

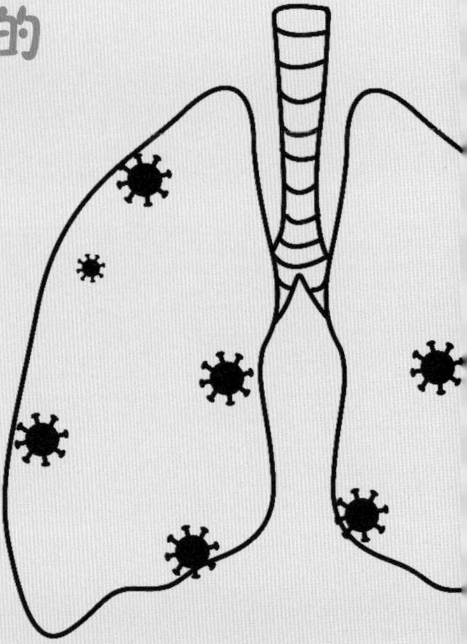

根据咳嗽伴随症状找病因

咳嗽是怎么出现的

根据咳嗽发作时间找病因

根据咳嗽声音特点找病因

根据咳嗽伴随症状找病因

伴咳痰

白色痰液，多见于气管－支气管炎、哮喘等。黄色脓痰，提示肺部感染。铁色痰常见于大叶性肺炎等肺部感染疾病。

伴发热

常提示存在感染，如下呼吸道感染、胸膜炎、肺结核、特殊病原菌感染等。

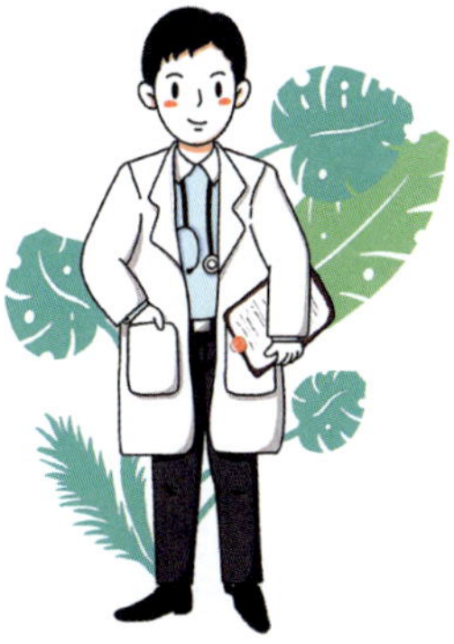

伴胸痛

常见于肺部或胸膜病变，也可能是因剧烈咳嗽损伤肌肉或肋间神经。常见于肺炎、胸膜炎、肺栓塞等。

伴咳血

常见于支气管扩张、肺癌、肺结核、肺脓肿、肺栓塞、支气管结石、肺含铁血黄素沉着症等。

伴呼吸困难

常提示病情较重。常见于喉水肿、咽喉部肿瘤、支气管哮喘、慢性阻塞性肺病、肺心病、大量胸腔积液、气胸、肺水肿、气管或支气管异物等。

伴杵状指（趾）

常见于支气管扩张、慢性肺脓肿、支气管肺癌、脓胸等。

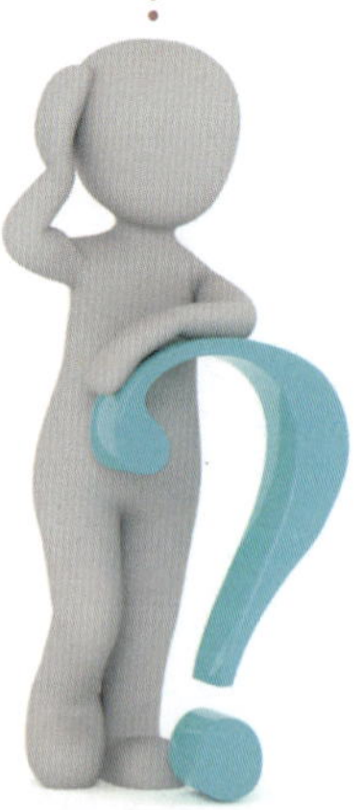

根据咳嗽发作时间找病因

● 突发性咳嗽

常由于吸入刺激性气体或异物，淋巴结或肿瘤压迫气管或支气管分叉处引起。

● 发作性咳嗽

常见于百日咳、咳嗽变异性哮喘、上气道咳嗽综合征、胃食管反流等疾病。

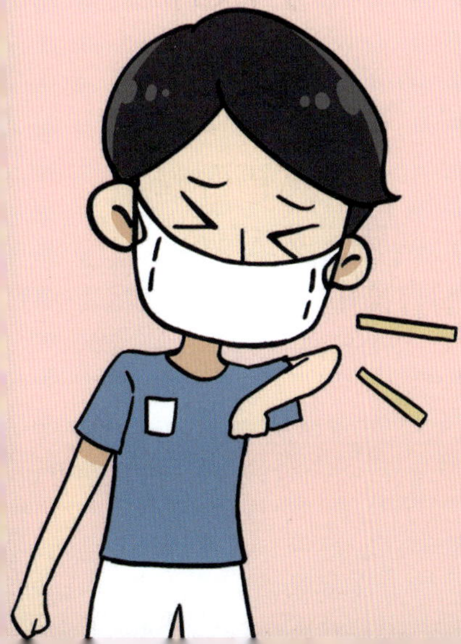

● 夜间咳嗽

常见于左心衰竭、肺结核、咳嗽变异性哮喘、胃食管反流等疾病。

● 长期慢性咳嗽

多见于慢性支气管炎、支气管扩张、慢性阻塞性肺疾病、肺脓肿及肺结核等疾病。

根据咳嗽声音特点找病因

● 鸡鸣样咳嗽

表现为连续阵发性剧咳伴高调吸气回声，多见于百日咳，会厌部、喉部疾病或气管受压。

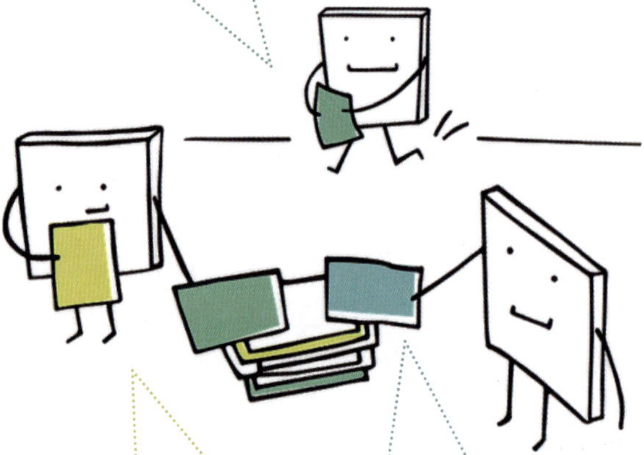

● 咳嗽声音嘶哑

多由声带炎症或肿瘤压迫喉返神经所致。

● 金属音咳嗽

常由纵隔肿瘤、主动脉瘤或支气管肿瘤直接压迫气管所致。

咳嗽礼仪

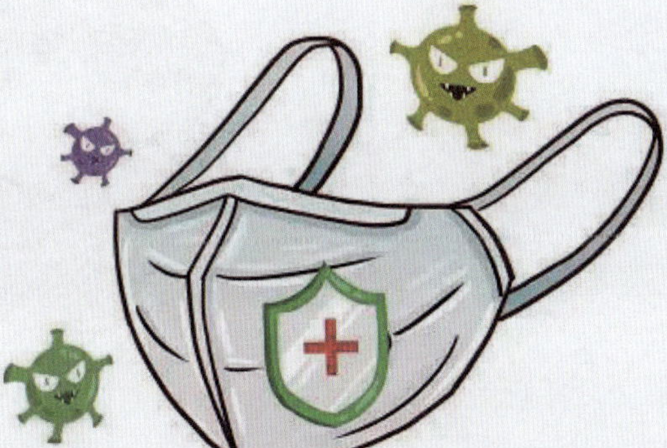

咳嗽礼仪误区

咳嗽礼仪规范

咳嗽礼仪

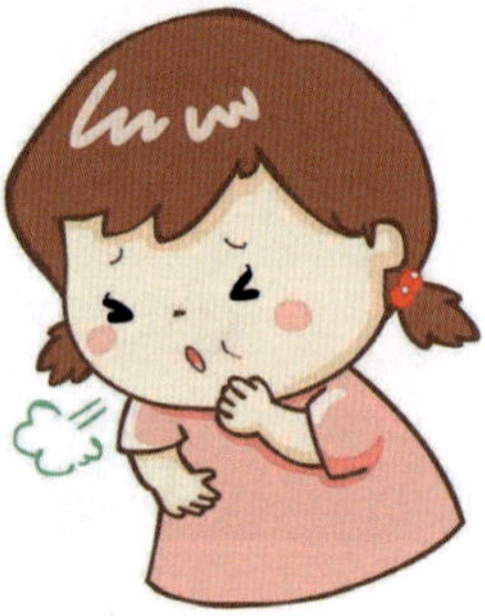

咳嗽是身体对我们的提醒，告诉我们需要清理呼吸道了。恰当的咳嗽礼仪不仅能保护他人免受病毒的侵袭，还能彰显个人的道德修养。

咳嗽是一种保护性的呼吸反射，旨在清除呼吸道中的异物或分泌物。当呼吸道受到刺激时，咳嗽中枢会接收到信号，从而引发一系列的肌肉收缩，最终将异物或分泌物排出体外。在这个过程中，机体会产生大量的飞沫和飞沫核，这些可都是承载着病毒和细菌的“顺风车”，传播距离可达 1 米以上。

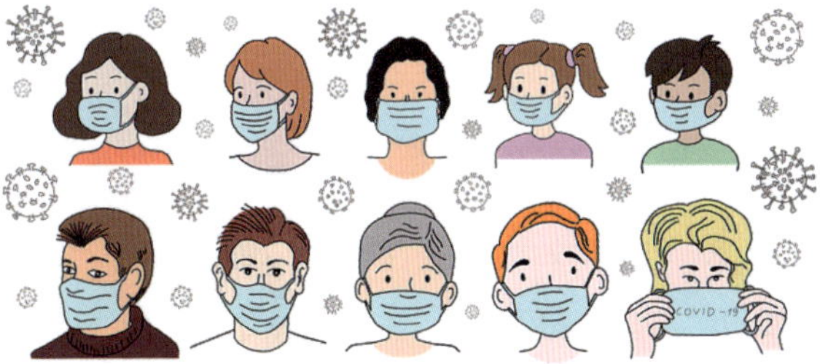

咳嗽礼仪规范

咳嗽时不要用力过猛

在咳嗽时，尽量不要用力过猛，以免发出的声音尖锐刺耳影响到他人。要养成柔和、低调的咳嗽习惯。

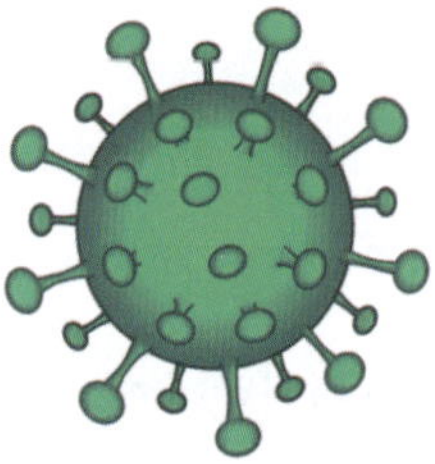

咳嗽时捂住口鼻

在咳嗽时，应注意用纸巾遮住嘴，以阻挡飞沫四处飞溅，但同时也要避免直接用手捂口鼻。如果手中没有纸巾，可用手肘或衣袖遮挡口鼻，以减少飞沫的扩散传播。用手肘捂口鼻时，应弯曲肘部，将手掌朝向自己，保护他人免受细菌的传染。

咳嗽时避免直咳

直咳容易使飞沫喷溅到周围人的身上或物品上。因此，我们应尽量避免直咳，而是要转过身，弯腰低头，用纸巾捂口鼻，或用手肘遮挡口鼻，以减少飞沫的传播。

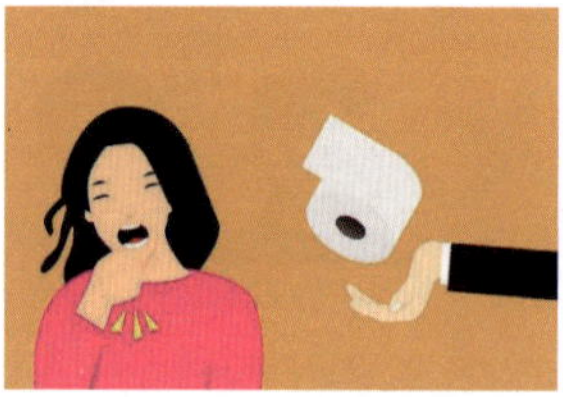

咳嗽后及时清洁

在咳嗽后，应立即丢弃使用过的手帕或纸巾，并及时清洁双手。如果是用手或衣物遮挡咳嗽，则应尽快洗手并更换衣物。

避免频繁咳嗽

频繁咳嗽不仅会影响他人的正常生活和工作，还会引起恐慌和不安。因此，应尽量避免频繁咳嗽。如果确实需要频繁咳嗽，则应采取适当的防护措施或尽量回避他人，并尽快就医。

咳嗽时应注意场合

在不同的场合下，咳嗽的礼仪也有所不同。在公共场所，如地铁、公交等密闭空间中，应特别注重咳嗽的礼仪；而在私人场所，如家中、办公室里，则可以适当放松，并注意勤开窗通风。

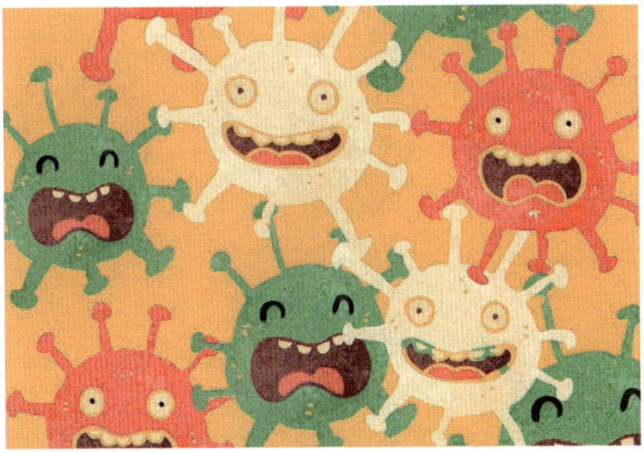

咳嗽礼仪误区

●“口罩”并不是万能的

口罩只能阻挡部分飞沫，并不能完全避免飞沫的传播。因此我们在使用口罩的同时，还需配合其他防护措施，如勤洗手、保持社交距离等。

● 平时切勿忽视环境

并不是只有在生病的情况下我们才需要戴口罩。在不同的环境下，我们应采取不同的防护措施来保障我们的身体。如在沙尘暴天气中，应佩戴口罩和护目镜；在雾霾天气中，则应尽量减少外出并开启空气净化器等设备。

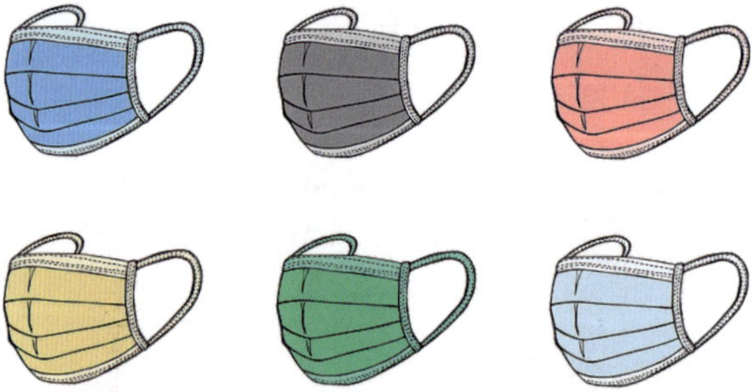

咳嗽就医

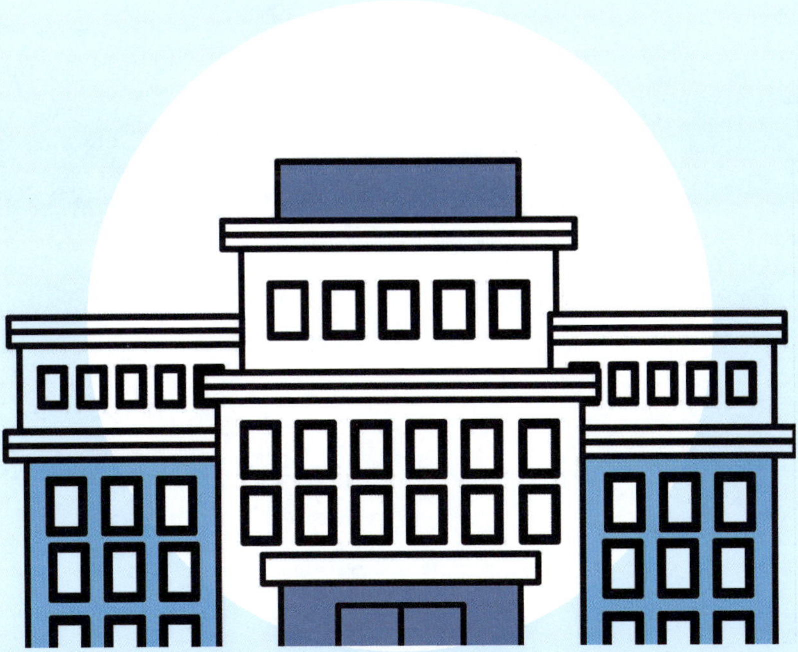

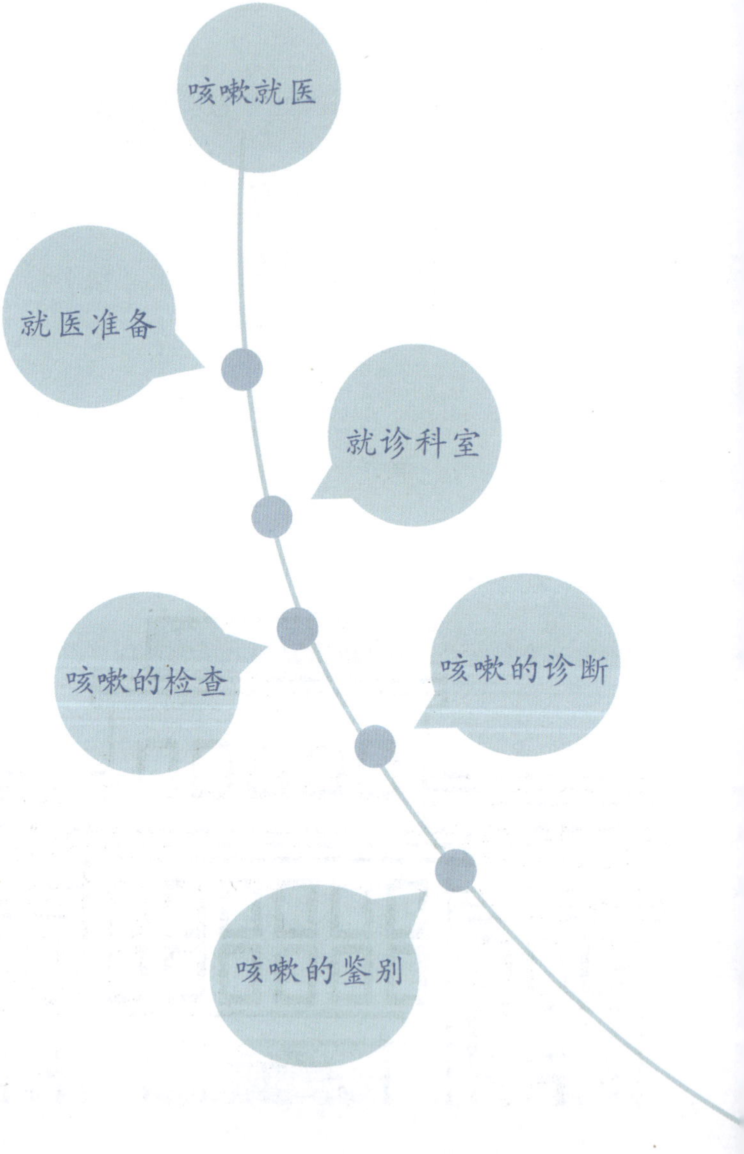
咳嗽就医
就医准备
就诊科室
咳嗽的检查
咳嗽的诊断
咳嗽的鉴别

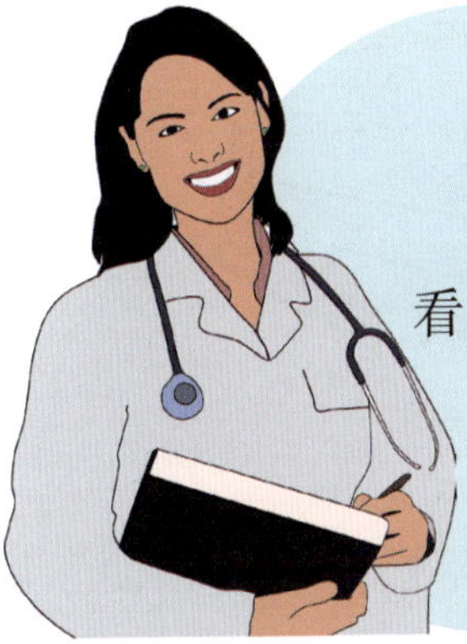

咳嗽需要看医生吗？

咳嗽，我忍！！！

偶尔的咳嗽，或者因接触到少量的刺激性物质而发生的咳嗽是不需要进行治疗的。

若咳嗽持续存在或反复发作，或伴有发热、咯血、胸痛、呼吸困难、脓痰等情况时，需要及时就医。

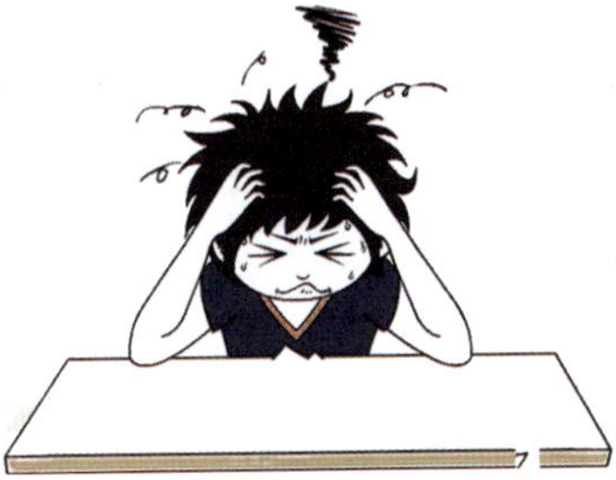

就医准备

佩戴口罩

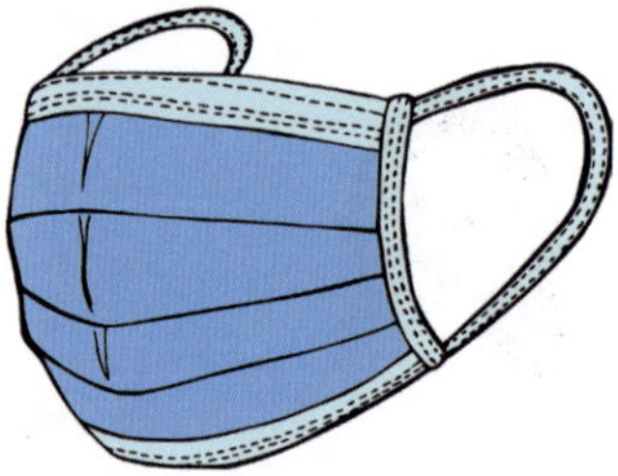

穿宽松的衣物

就医时穿较为宽松的衣物，便于医生进行听诊，以及做其他检查。

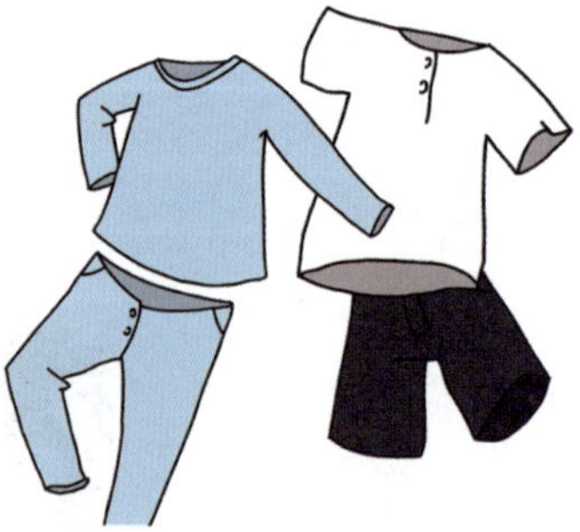

带好近期就诊资料

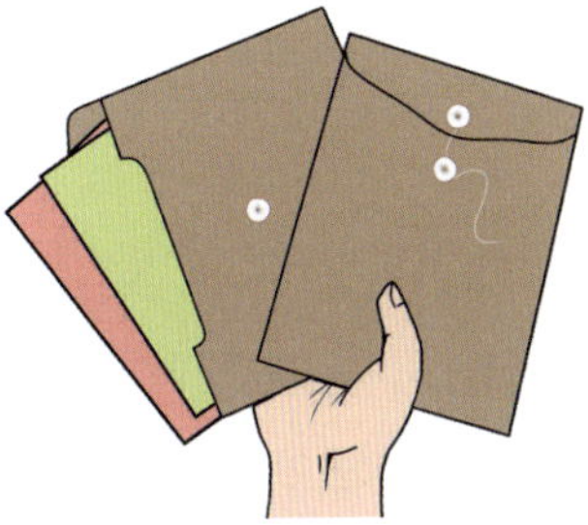

若近期有就诊经历，应携带相关病历、检查报告、化验单等。

近期若服用过一些药物来缓解症状，可携带药盒或药物说明书，以供医生更准确地诊断。

近期若接触过疑似致敏的物质或物件，可做好相应记录并携带就医。

就诊科室

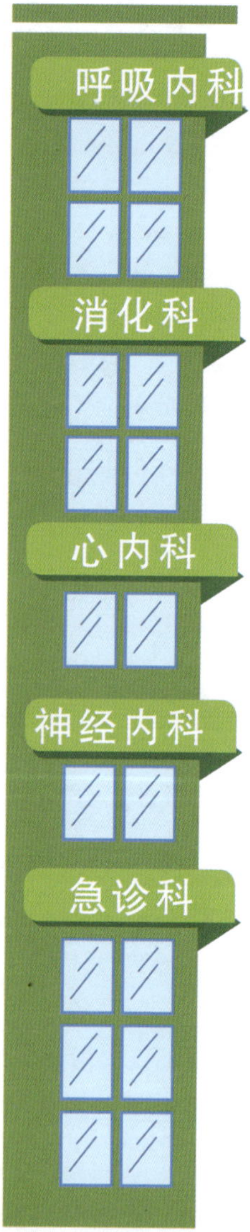

对于所有不明性咳嗽，且具有持续性情况，并无发热、头晕等不适感，均可及时到呼吸内科就诊。

如咳嗽伴有胸骨后烧灼感、腹胀、反酸、恶心、嗳气等，可到消化科就诊。

如咳嗽伴有胸闷、胸痛、咳粉红色泡沫痰，建议去心内科就诊。

若患者出现咳嗽、发热、头晕等病症，可到内科就诊。

如咳嗽伴有咽喉部发痒、异物感等症状，尤其是伴精神压力大、神经衰弱等，可到神经内科就诊。

一般来说，单纯咳嗽无须急诊就医，但若咳嗽伴有大量咯血、持续高热、胸闷憋气，或出现咳嗽性晕厥，或咳嗽咳出粉红色泡沫痰，或是因咽喉或者气道异物引起的咳嗽，应第一时间到急诊科就诊。

咳嗽的检查

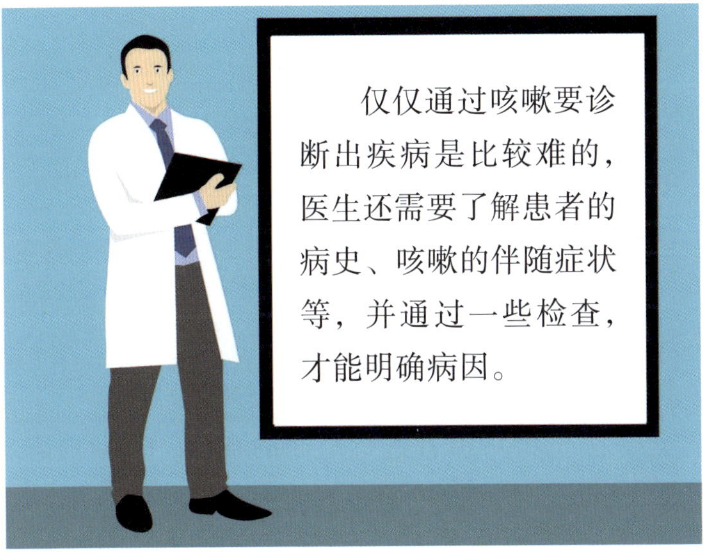

● 急诊检查

在急诊接诊时，会有简单的问诊和体格检查。一般来说，当患者到达医院急诊的第一时间，就会按常规检测生命体征。

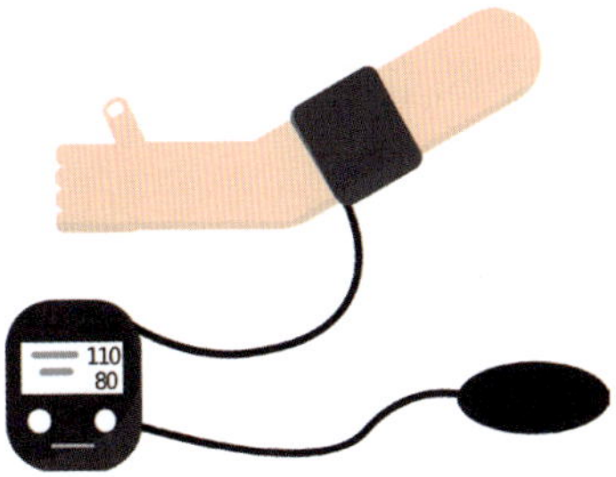

常见的生命体征包括：血压、心率、呼吸频率、体温，有条件的还会用指氧仪测量血氧饱和度。

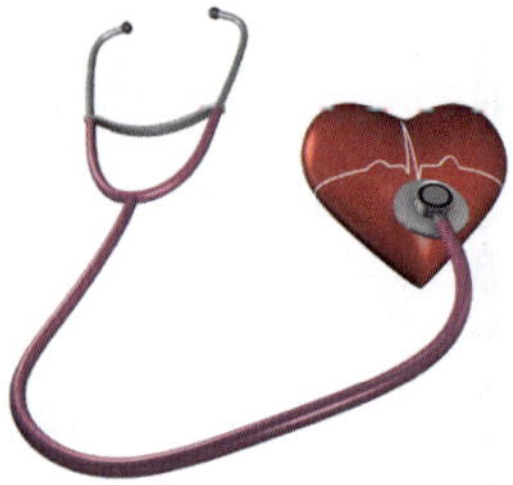

体格检查

★医生将对患者进行全面的查体，包括神志、体型、鼻、咽、喉、气管、肺部、心脏检查等。

★咽部有无充血、液泡；扁桃体是否肿大、化脓。

★胸廓的外形、气管是否居中。

★肺部有无呼吸音改变，有无啰音，啰音分布的情况、性质、强度。

★心律是否整齐，心脏有无杂音，有无心力衰竭体征，用以诊断和排除是否为心血管疾病导致的咳嗽。

★有无杵状指（趾），指（趾）端有无青紫，有无淋巴结肿大。

● 实验室检查

★外周血常规检查：白细胞计数、中性粒细胞及淋巴细胞分类，以诊断和排除是否为感染导致的咳嗽。

★变应原皮试和血清免疫球蛋白 E（IgE）检查：用于检测患者是否存在上气道咳嗽综合征等疾病。

★痰细胞学检查：是诊断慢性咳嗽病因的一种无创检查方法，可进行痰涂片、痰培养、抗酸染色等检查。

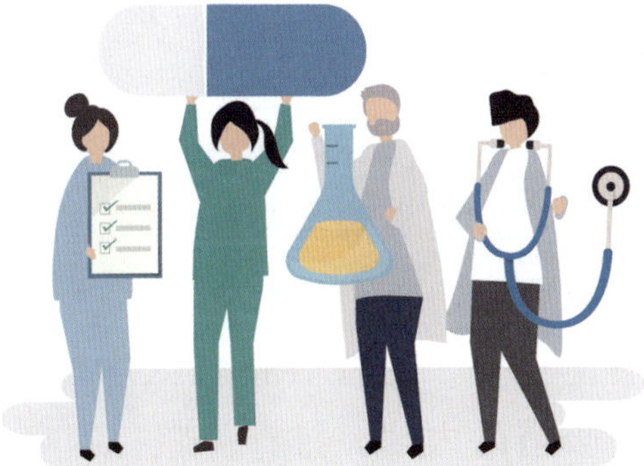

影像学及其他检查

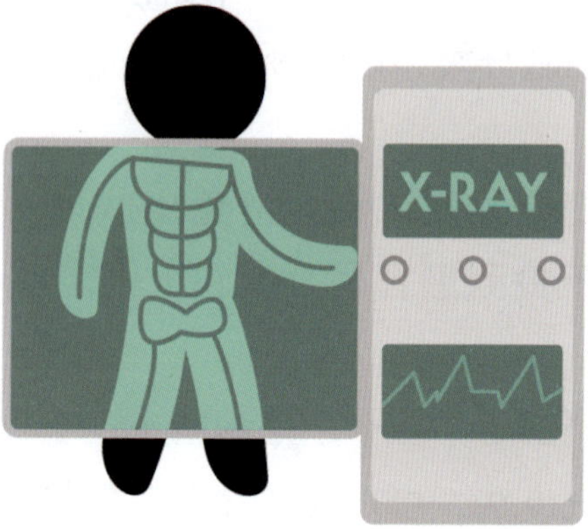

★ X 光摄片：对胸部进行 X 光摄片检查，可以观察肺部、支气管等呼吸道器官是否存在感染、钙化、异常性增生等情况。

★ CT 扫描：通过肺部 CT 扫描检查，可以发现癌症、肺炎、胸膜炎等类型病症的迹象。其清晰程度较 X 光更好，准确率更高。

★ 鼻咽镜检查：将检查镜插入喉咙或鼻腔，以查看上呼吸道的内部，排查鼻腔、咽喉或其他上呼吸道组织是否存在炎症或其他类型病变。

★ MRI 扫描：通过 MRI 扫描检查，可以观察肺内部血管成像，更好地了解肺部病灶组织供血以及血流状况，明确有无肺栓塞、肺癌等，以利于后续治疗。

★肺功能检查：肺功能检查是诊断慢性咳嗽等呼吸系统疾病的常规检查项目；肺通气功能和支气管舒张试验：主要用于检测哮喘和慢性阻塞性肺疾病。

★呼出气一氧化氮检测：呼出气一氧化氮检测是测量人体呼出气体中 NO 的浓度，包括上气道 NO（FnNO）、大气道 NO（FeNO）、肺泡 NO（CaNO）的一种评估气道炎症及气道高反应性的无创检查方法。

★气道可逆性检查：用于检测气道气流是否受限。

★支气管镜检查：不作为慢性咳嗽的常规检查，但对于不明原因咳嗽的患者，可用来诊断或排除气道腔病变导致的咳嗽。

★ 24 小时食管 pH 值：用以判断胃食管反流病咳嗽的常用检查方法。

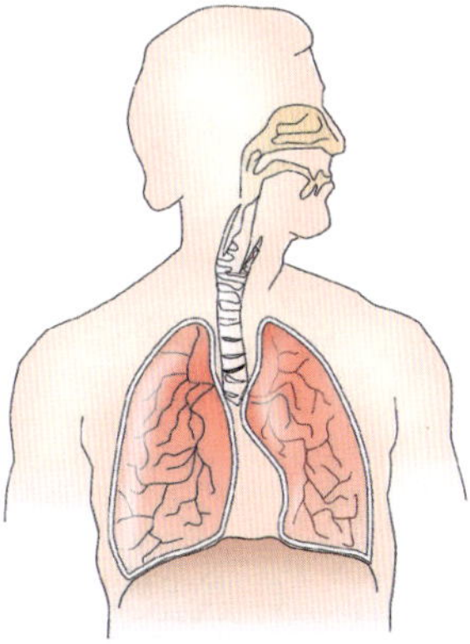

咳嗽的诊断

中医诊断

咳嗽是指肺气不清、失于宣降、上迸作声而引起，以咳嗽为其证候特征，咳嗽、咯痰是本证的主要症状。

中医认为，咳嗽分为外感咳嗽和内伤咳嗽。而外感咳嗽包括：风寒、风热、风燥；内伤咳嗽包括：痰湿、痰热、阴虚。

风寒型咳嗽

咳嗽声重，伴有鼻塞、流涕、恶寒、流清涕、头身酸痛。

风热型咳嗽

咳嗽急促，伴痰黄、咽痛、口渴。

风燥型咳嗽

干咳、无痰，伴口干咽燥。

痰湿型咳嗽

咳嗽痰多色白、伴脘肢痞闷、身体沉重。

痰热型咳嗽

咳嗽痰黄黏稠，伴胸闷气促、发热烦躁。

阴虚型咳嗽

咳嗽夜间加剧，伴潮热盗汗、五心烦热。

另外，还有肝火犯肺型咳嗽、风盛挛急型咳嗽、气虚型咳嗽等。

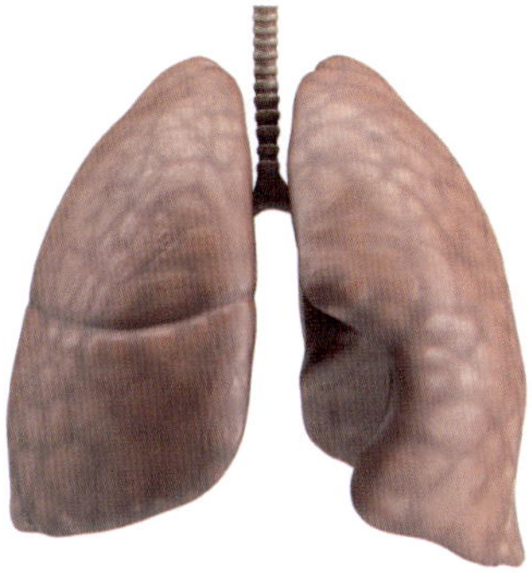

西医诊断

咳嗽入肺

一般情况下，咳嗽可以通过咳嗽性质、咳嗽时间、痰的性质、听诊、影像学检查等判断是否入肺。

★咳嗽性质：如果咳嗽伴有咳痰、气促、胸闷等症状，很可能是肺部受到炎症刺激导致的，提示咳嗽已入肺。

★咳嗽时间：如果持续咳嗽，尤其是在夜间咳嗽加剧，很可能是肺部感染或炎症的表现，需要注意。

★痰的性质：如果痰呈黄色、脓性或带有血丝，说明炎症较重，很可能是肺部感染的表现。

★听诊：肺部听诊时如有哮鸣音、湿性啰音等异常声音，提示肺部有炎症或感染。

★影像学检查：可通过 X 射线检查或 CT 检查等影像学检查，观察肺部状况。若发现肺部有炎症、实变、积液等表现，即可确认咳嗽已入肺。

● 呼吸系统疾病

★普通感冒：当出现咳嗽、流鼻涕、打喷嚏、鼻塞、嗓子痒、发热等不适症状时，考虑普通感冒的可能。一般以上呼吸道症状为主，全身症状少见，通过症状特点即可进行诊断，无须进行病毒培养、血清学检查和影像学检查。

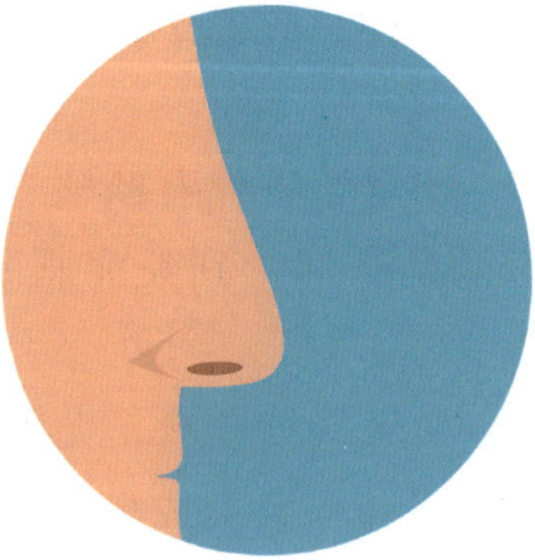

★流行性感冒：患者除了咳嗽症状，还有发热、肌肉酸痛等常见的症状。

★急性气管－支气管炎：如果咳嗽逐渐加剧，伴或不伴有咳痰，持续 2～3 周才逐渐好转，考虑急性气管－支气管炎的可能，通过体格检查及胸部 X 射线检查等即可确诊，本病 X 射线检查常无异常或仅有肺纹理增加，体格检查双肺呼吸音粗，有时可听到湿性或干性啰音。

★肺部感染：如果感冒症状消失以后，咳嗽仍然迁延不愈，多表现为刺激性干咳或咳少量白色黏痰，咳嗽持续时间 3~8 周时，考虑感染后咳嗽的可能。通过询问病史、体格检查及胸部 X 射线检查等即可确诊。

★咳嗽变异性哮喘（CVA）：是哮喘的特殊类型，咳嗽是唯一或主要的临床表现，其特点为慢性咳嗽，常伴有明显的夜间刺激性咳嗽，多有接触冷空气、花粉、粉尘等诱因，可同时伴有过敏性结膜炎、湿疹等其他过敏性疾病，通过支气管激发试验等检查可确诊。

★嗜酸性粒细胞支气管炎（EB）：若为慢性刺激性干咳，或伴有少量黏痰，合并有变应性鼻炎，且通过检查发现嗜酸性粒细胞增高，考虑本病；因职业需要接触面粉、异氰酸或氯氨等也可能与本病相关。

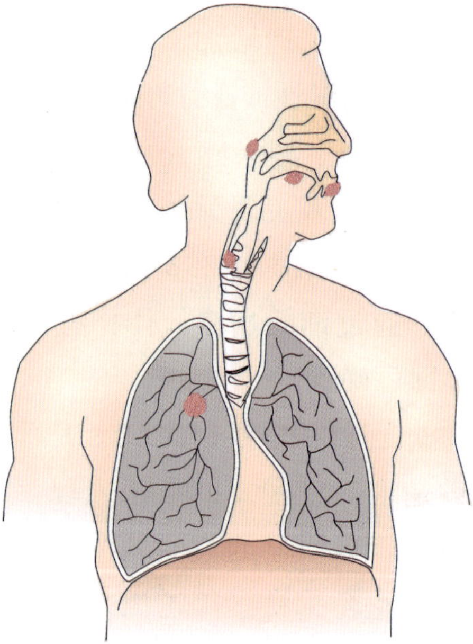

★上气道咳嗽综合征（UACS）/鼻后滴流综合征（PNDS）：若患者存在发作性或持续性咳嗽，以白天为主，入睡后咳嗽较少，有鼻部或咽喉部症状或疾病史，需考虑本病，综合病史、症状及相关检查即可确诊。

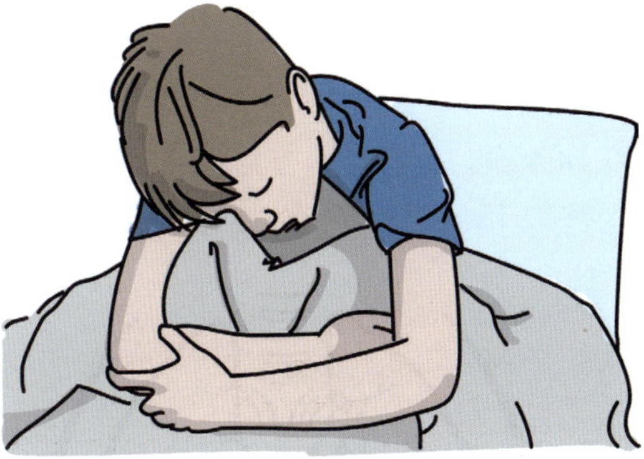

★变应性咳嗽（AC）：若患者有过敏物质接触史，症状为慢性咳嗽，多为刺激性干咳，同时经检查痰液中的嗜酸性粒细胞正常且无气道高反应性，考虑本病，可通过变应原皮试等检查确诊。

★慢性支气管炎：若咳嗽、咳痰持续 2 年以上，每年累积或持续咳嗽至少 3 个月考虑本病。慢性支气管炎的咳嗽特点是早晨明显，可有白色泡沫痰或黏液痰，加重时也可有夜间咳嗽。

★支气管扩张症：典型症状为慢性咳嗽，可伴有大量脓痰及间断性咯血，常合并慢性鼻窦炎，可通过 X 射线检查进行辅助诊断。

★气管－支气管结核：多数合并肺结核，其主要症状为慢性咳嗽、咯血，可伴低热、盗汗、消瘦等结核中毒症状，可通过痰涂片检查、结核菌素检查等进一步诊断。

★支气管肺癌：若有长期吸烟史，出现刺激性干咳、痰中带血、胸痛及消瘦等症状，或原有的咳嗽性质发生了改变，考虑中心型肺癌的可能，可通过影像学检查和支气管镜检查进一步诊断。

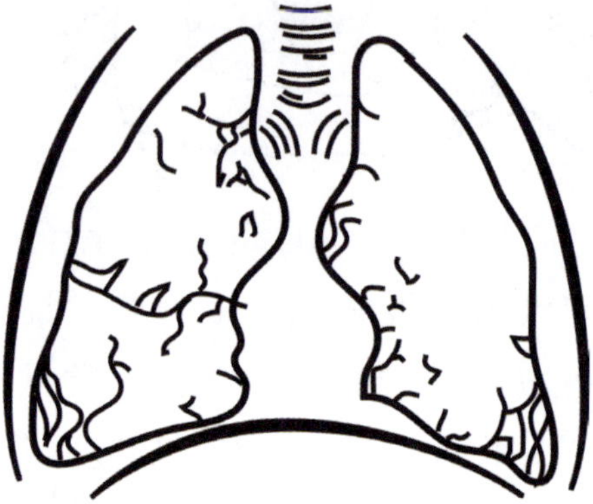

● 心血管疾病

咳嗽并不是其主要的特征表现，如肺栓塞，主要表现为突然发生的呼吸困难、胸痛、咯血；如左心衰竭，多有既往心脏疾病病史，可有喘憋、不能平卧、咳粉红色泡沫痰等症状，可通过实验室检查、影像学检查、心脏彩超等辅助诊断。

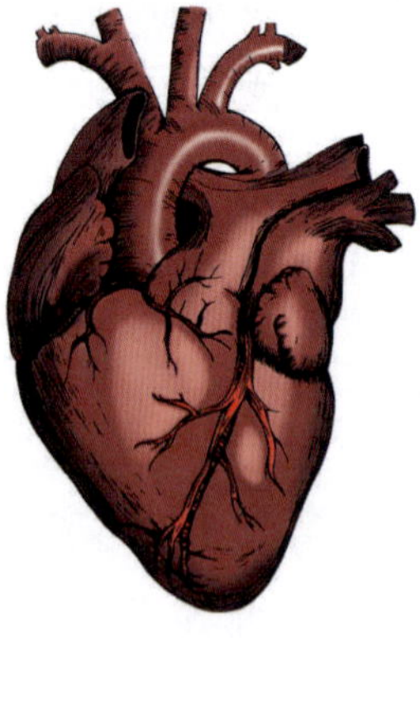

中枢神经系统疾病

脑炎、脑膜炎等疾病可影响咳嗽中枢导致咳嗽，若未发现其他导致咳嗽的证据，同时又诊断出神经系统疾病，需考虑这种可能。

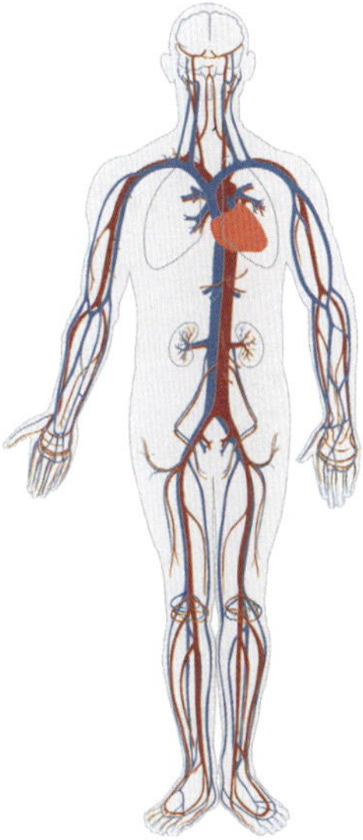

消化系统疾病

胃食管反流引起的咳嗽为慢性干咳或伴有少量白色黏痰，以白天咳嗽为主，吃酸性食物或油腻食物时容易诱发或加重咳嗽，还会有反酸、胸骨后烧灼感、嗳气等症状。可通过 24 小时食管 pH 值监测等辅助诊断。

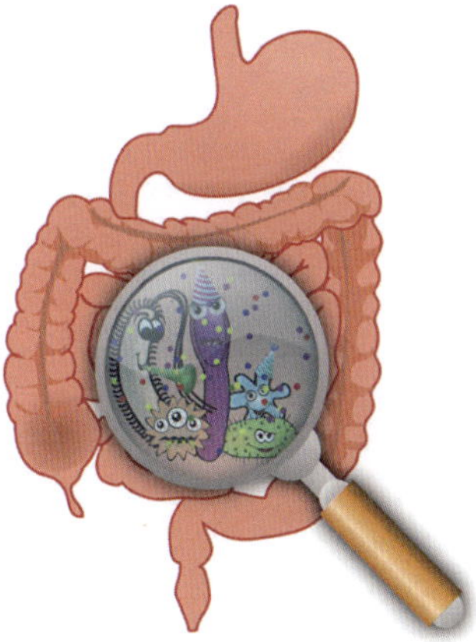

心理性咳嗽

多见于儿童，典型症状为日间咳嗽，专注于某一事物或夜间休息时咳嗽消失，常伴有焦虑等症状，和情绪、学习及习惯等有关。

咳嗽的鉴别

咽炎与上气道咳嗽综合征/鼻后滴流综合征的鉴别

咽炎多为自觉咽部痒感而发生干咳；上气道咳嗽综合征的症状为感到液体滴入咽后壁而频繁清嗓，喉镜检查可鉴别二者。

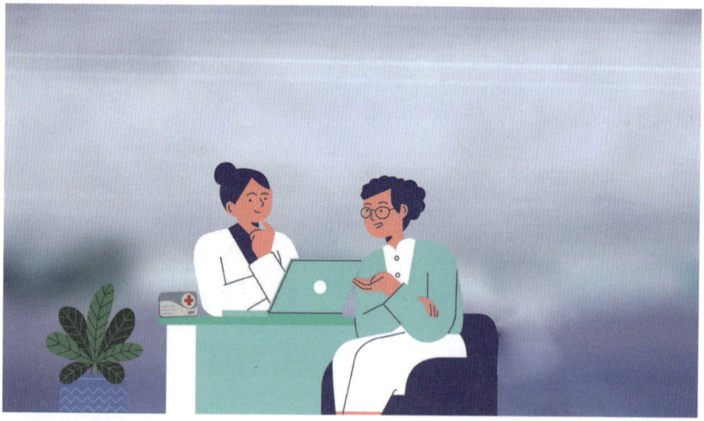

支气管扩张与支气管肺癌的鉴别

二者均可表现为咳嗽、咳痰、咯血，可通过肺部听诊及 CT 检查进一步鉴别。支气管扩张听诊可闻及固定部位湿啰音，胸部 CT 检查可见支气管管壁增厚、扩张等征象，支气管肺癌胸部 CT 检查可见结节或肿块，呈现毛刺征、胸膜牵拉征等恶性征象，必要时可做活检确诊。

细菌性咳嗽和病毒性咳嗽的区别

★症状不同。

细菌性咳嗽：细菌性咳嗽的患者往往不会伴有明显的头晕、头痛、恶心、呕吐等情况。

病毒性咳嗽：病毒性咳嗽的患者往往会有全身症状，比如头晕、头痛、四肢乏力、肌肉酸痛，甚至会有恶心、呕吐、腹痛、腹泻等情况。

★痰液性质不同。

细菌性咳嗽：细菌性的咳嗽痰液大部分为白色或黄色，或者是带有血性的棕红色。

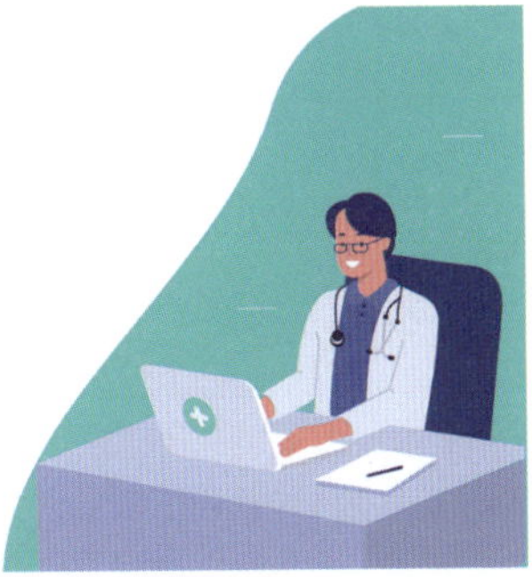

病毒性咳嗽：病毒感染人体以后，可能出现咳痰（但痰往往是白色的）或者无痰。

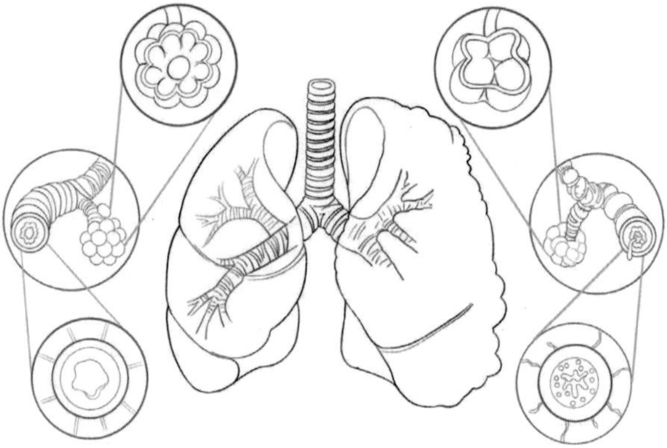

咳嗽治疗

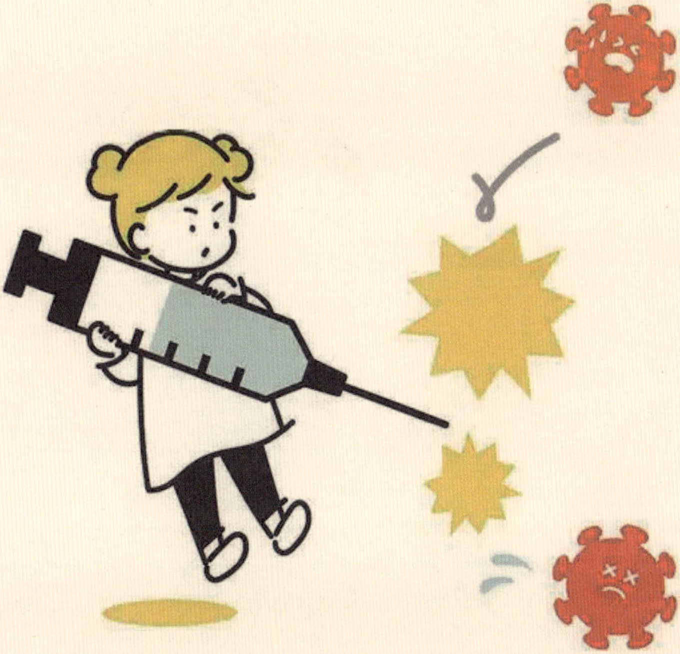

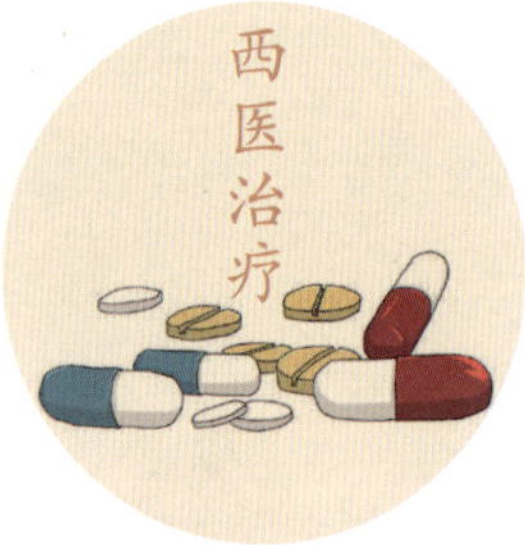
西医治疗

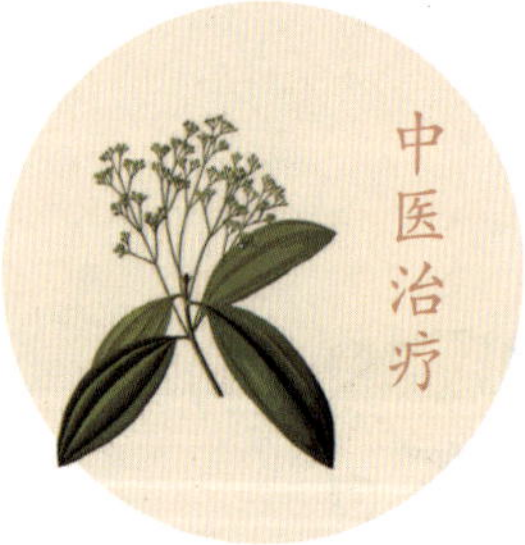
中医治疗

西医治疗

咳嗽是一种反射性防御动作，咳嗽可清除呼吸道内的分泌物或异物，轻微的咳嗽一般不需要治疗。

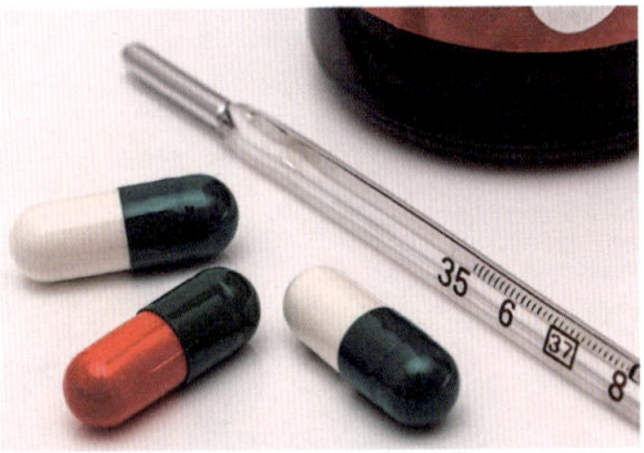

治疗咳嗽的原则是：先治疗使之加重的原发疾病，然后再对症止咳，必要时可用祛痰药物或抗生素等治疗。

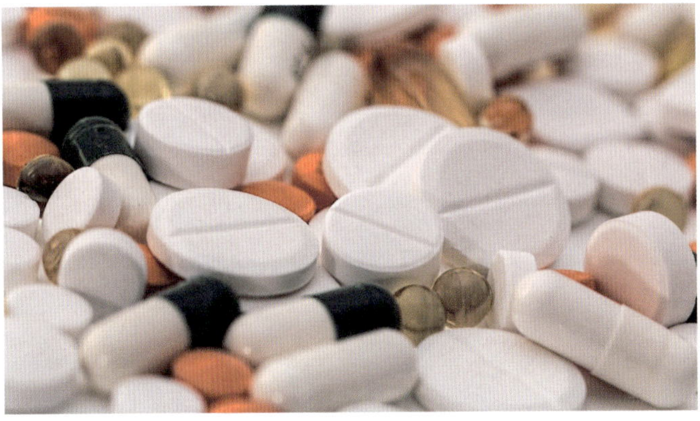

普通感冒

以对症治疗为主，主要通过药物来减轻症状。

成人推荐由第一代抗组胺药物、减充血剂组成的联合镇咳药物的复方制剂，治疗伴有咳嗽的普通感冒，如美敏伪麻口服溶液、扑尔伪麻片等。

不推荐常规单独使用中枢性止咳药物（如右美沙芬、可待因）；对于无发热、头痛、肌痛症状的普通感冒患者，不推荐使用非甾体抗炎药物治疗。

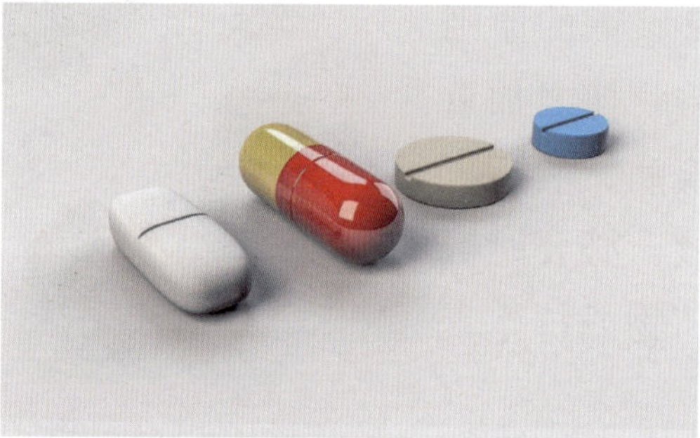

急性气管－支气管炎

多由病毒感染导致，少部分可由细菌感染引起，不推荐给予常规抗菌药物治疗。

以对症治疗为主，对于剧烈干咳者，可适当应用镇咳药物；对于有痰而不易咳出者，推荐使用祛痰药物或黏痰溶解剂，如愈创甘油醚合剂。

肺炎后咳嗽

对于部分咳嗽症状明显的患者，建议应用抗生素，如阿莫西林、头孢类并混合短期应用镇咳药、抗组胺药加减充血剂等，如复方甲氧那明。

上气道咳嗽综合征／鼻后滴流综合征

这类疾病患者往往有基础疾病，如鼻炎、鼻窦炎，或慢性咽炎、慢性扁桃体炎等，需针对基础疾病进行治疗，才能缓解咳嗽。如为变应性鼻炎，首选鼻腔吸入糖皮质激素治疗；如为慢性鼻窦炎，可考虑抗生素治疗、糖皮质激素治疗、鼻内镜治疗等。

咳嗽变异性哮喘

推荐使用吸入激素联合支气管舒张剂（β_2受体激动剂）治疗，若症状较重，可短期口服糖皮质激素治疗。

白三烯受体拮抗剂（孟鲁司特）治疗咳嗽变异性哮喘（CVA）有效，能减轻患者的咳嗽症状，改善患者生活质量，并减缓气道炎症。

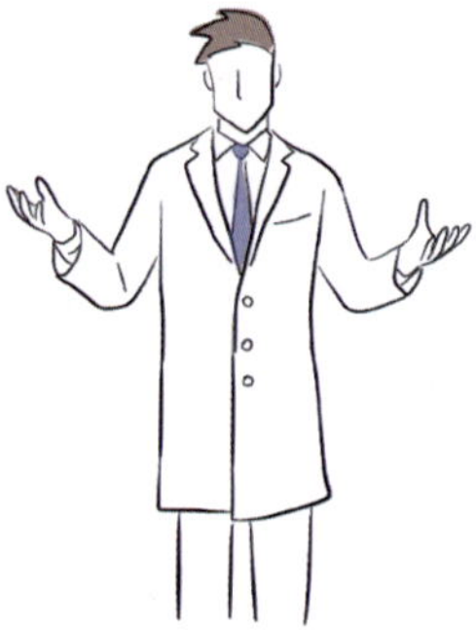

嗜酸性粒细胞支气管炎

主要以糖皮质激素治疗为主，如使用丙酸氟替卡松吸入气雾剂治疗。

胃食管反流性咳嗽

治疗方法包括制酸药治疗、促胃动力药治疗、手术治疗等。

制酸药治疗：首选 PPI（奥美拉唑等）和钾离子竞争性酸阻断剂（伏诺拉生）。

促胃动力药物治疗：莫沙必利等对缓解胃食管反流病相关症状可能有效，对于胃食管反流性咳嗽（GERC）的患者，建议在抑酸基础上联用促胃动力药。抗反流治疗疗程至少 8 周，8 周后逐渐减量。

变应性咳嗽

推荐使用吸入性糖皮质激素（ICS）联合支气管舒张剂（如长效 β_2 受体激动剂），或单用 ICS 治疗。

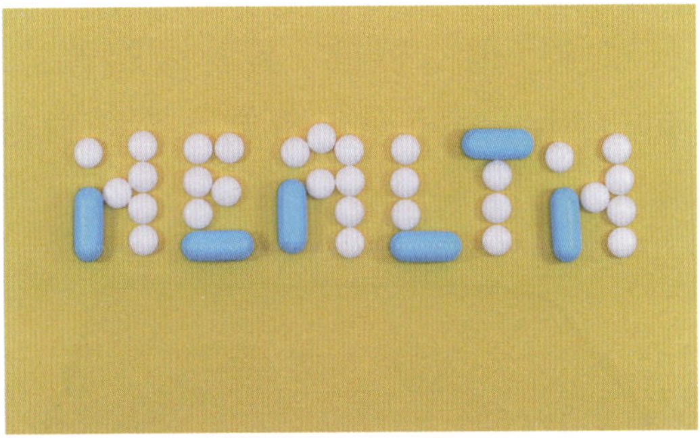

中医治疗

中医治疗咳嗽的方法为辨证论治。

咳嗽的中医治疗主要依据病因、症状和体质进行，常见类型有外感咳嗽和内伤咳嗽两大类。

外感

风寒袭肺

感受风寒之邪，患者出现咳嗽、咯白稀痰、咽痒即咳，同时伴鼻塞、流清鼻涕、恶寒、浑身疼痛、打喷嚏、怕冷较重、发热较轻等症状。此类患者可以用三拗片合止嗽散，通过疏散风寒、宣肺止咳的方法进行治疗。

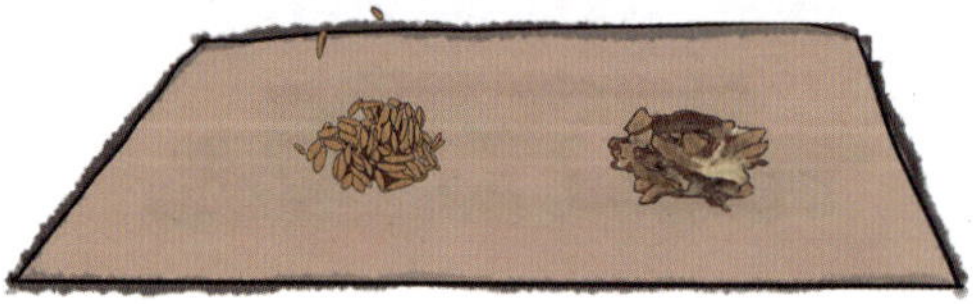

风热犯肺

感受风热之邪，或风寒化热，患者出现咳嗽、咯黄黏痰、鼻塞、流黄脓鼻涕、口鼻干裂、发热、咽痛、口干、汗出等症状。此时可以用桑菊饮加减，通过疏散风热、宣肺止咳的方法进行治疗。

风燥侵肺

感受风燥之邪，患者出现干咳无痰、痰少难咯或痰夹少许血丝，或伴有鼻塞、鼻涕较干、口燥咽干、咽痒、鼻唇干燥等症状。此类患者可以用桑杏汤，通过疏散风燥、宣肺止咳的方法进行治疗。

内伤

痰浊内蕴

患者出现咳嗽声重、痰多、咯白黏痰，伴有胸闷、大便偏溏、食欲不振，倦怠乏力等症状。此类患者可以用二陈丸合三子养亲汤，通过健脾、燥湿、化痰等方法进行治疗。

痰热壅肺

患者出现咳嗽、咯黄脓痰或脓血痰，伴有胸高胁胀、咳嗽气粗、咯黄色黏稠痰且量多、咯吐不畅、身热、咽痛、小便黄、大便干、舌红且苔黄腻等症状。此类患者可以用清金化痰汤加减的方法进行治疗。

阴虚肺燥

患者的咳嗽以干咳为主，无痰或痰少，或痰中夹有少许血丝，伴有五心烦热、潮热、盗汗、声音嘶哑等症状。通常可用沙参麦冬汤加减，通过养阴、润肺、止咳等方法进行治疗。

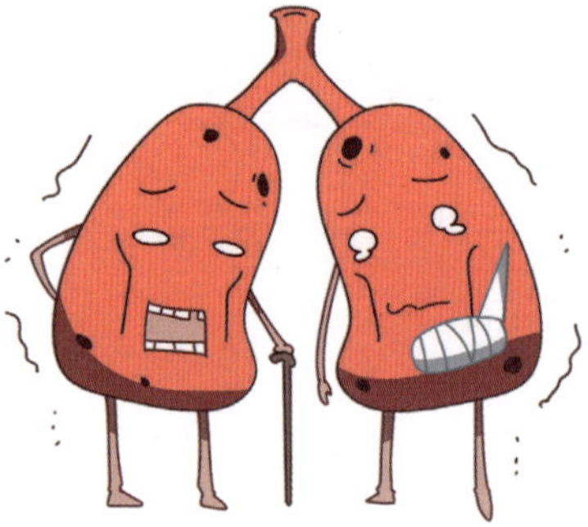

咳嗽药物选择

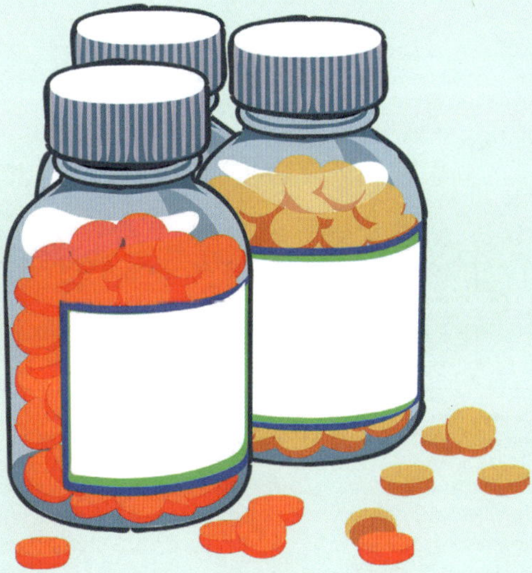

咳嗽药物选择

药物的选择需要综合考虑多种因素，不能单纯地说哪种药物更好。应在医生的指导下选择合适的药物。

对病治疗

针对感染病原菌选择抗生素

（1）细菌感染：头孢类、青霉素类、喹诺酮类。

（2）病毒感染：流感—奥司他韦、新冠—奈玛特韦。

（3）特殊病原菌：支原体、衣原体—阿奇霉素、多西霉素。

胃肠疾病引起的咳嗽

（1）胃食管反流：①质子泵抑制剂；②胃肠动力药。

（2）食积：助消化药。

呼吸系统疾病

（1）支气管扩张、支气管哮喘：支气管扩张剂。

（2）COPD、慢性支气管炎、咳嗽变异性哮喘、变应性咳嗽等，可加用激素。

（3）鼻腔、咽喉疾病：针对鼻炎、鼻窦炎、咽喉炎等，选择喷剂及抗组胺药。

神经精神疾病

（1）抑郁状态：抗抑郁治疗。

（2）脑炎、脑膜炎及颅内病变：专科治疗。

对症治疗

止咳药

针对咳嗽剧烈、影响睡眠，对生活产生影响，可加用止咳药，而痰多时服用止咳药可能使痰液不易排出，可合并用化痰药：

（1）中枢性镇咳药。

（2）周围性镇咳药。

（3）混合性镇咳药。

祛痰药

针对痰多或痰黏稠不易咳出。

（1）黏液溶解稀释剂。

（2）刺激恶心祛痰剂。

（3）黏液调节剂。

西　药

抗感染药物

根据感染病原菌的不同，常见为细菌、病毒两大类。

（1）细菌性感染：

①青霉素类：主要针对肺炎链球菌、溶血性链球菌等引起的呼吸系统感染，为广谱类抗生素，副作用相对较小。常用药物有阿莫西林、氨共西林、青霉素药等。

②头孢菌素类：对多种革兰阳性菌和一些革兰阳性菌有效，临床分为一代、二代、三代等，代数越高，抗菌力越强。常用药物有头孢氨苄、头孢克洛等。

③大环内酯类：针对支原体、衣原体引起的感染，常用药有阿奇霉素、克拉霉素等。

④氟喹诺酮类：对多种细菌感染有效，尤其是革兰阴性菌，如肺炎克雷伯菌。因副作用较大，应在医师指导下应用。常用药有氧氟沙星、环丙沙星等。

病毒感染

①由流行性感冒引起，如甲型流感、乙型流感病毒、副流感病毒、人鼻病毒等。可用奥司他韦等药物。

②由巨细胞病毒感染引起，可用更昔洛韦等。

③由新型冠状病毒引起，可予奈玛特韦片 / 利托那韦片、阿兹夫定片等。

镇咳药

镇咳药是一类减轻或消除症状的药物。

（1）中枢性镇咳药：通过抑制大脑的延髓咳嗽中枢来起作用。如可待因、左美沙芬、喷托维林等。

（2）外周型镇咳药：主要是通过抑制咳嗽反射弧中的感受器、传入神经或效应器来起作用。如那可丁、复方甘草片等。

（3）双重机制镇咳药：具有中枢和外周双重止咳作用。如苯丙哌林、复方甲氧那明胶囊等。

祛痰药

（1）恶心或刺激性祛痰药：通过刺激黏膜、促进呼吸道腺体分泌增加，起到稀释痰液，促进痰液排出，除痰作用。如氨溴索、氯化铵、愈创甘油醚、复方甘草片等。

（2）黏液调节剂：促进气道腺体黏蛋白分泌，使其分泌黏度低的痰液。如盐酸溴己新、羧甲司坦等。

（3）黏液溶解剂：分解痰液的黏性，降低黏稠度，有利于痰流动，易排出。如乙酰半胱氨酸等。

● 抗组胺药及支气管扩张药

针对过敏性病变，如过敏性鼻炎、咽炎、咳嗽变异性哮喘、支气管哮喘等。常用的抗组胺药有酮替芬、西替利嗪、氯雷他定等。

常用的支气管扩张剂有：

口服药：氨茶碱、多索茶碱、特布他林、孟鲁司特。

吸入剂：沙丁胺醇气雾剂、福莫特罗、沙美特罗、丙卡特罗等。

中成药

外感咳嗽

风寒咳嗽

★通宣理肺颗粒

功效：解表散寒，宣肺止咳。

主治：风寒束表、肺气不宣的咳嗽痰多、鼻塞流涕等。

主要成分：紫苏叶、麻黄、前胡、苦杏仁、桔梗等。

禁忌：风热咳嗽、阴虚干咳者禁用；高血压、心脏病患者慎用。

注意事项：忌食辛辣油腻，服药期间避免吸烟饮酒。

解表散寒，宣肺止嗽。用于风寒感冒咳嗽、咳痰不畅、发热恶寒、鼻塞流涕、头痛无汗、肢体酸痛。

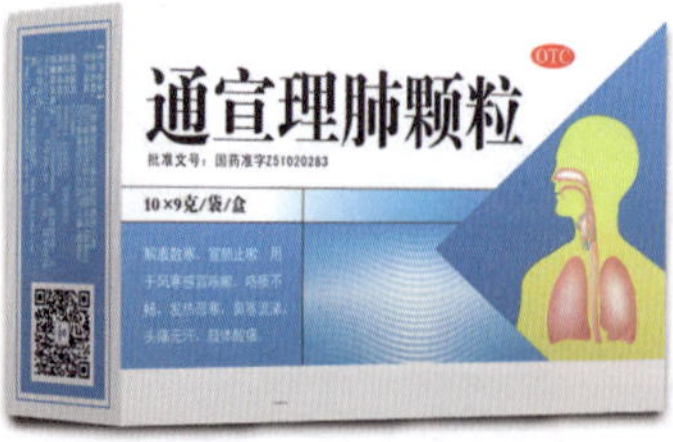

★小青龙颗粒

功效：解表化饮，止咳平喘。

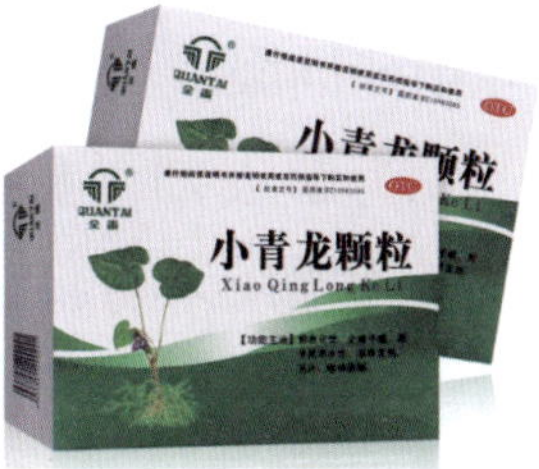

主治：风寒水饮导致的恶寒发热、咳喘痰稀。

主要成分：麻黄、桂枝、白芍、干姜、细辛等。

禁忌：阴虚干咳、肺热咳喘者禁用。高血压患者慎用。

注意事项：含麻黄，运动员慎用；不可长期服用。

主治怕冷无汗、头痛发热、四肢酸痛、咳嗽咳痰、痰多色白或清稀，并且伴有胸闷咳嗽喘息、恶心欲吐、不能平卧、身体沉重、四肢浮肿、舌苔白滑等证。这种情况多为风寒痰湿之邪侵肺所致，可以参考用小青龙颗粒来解表化饮、止咳平喘，很适用于风寒水饮侵肺所致，恶寒发热、无汗、喘咳痰稀等症。

★正柴胡饮颗粒

功效：解表散寒，退热止痛。

主治：外感风寒初起，症见恶寒发热、无汗头痛、鼻塞流清涕。

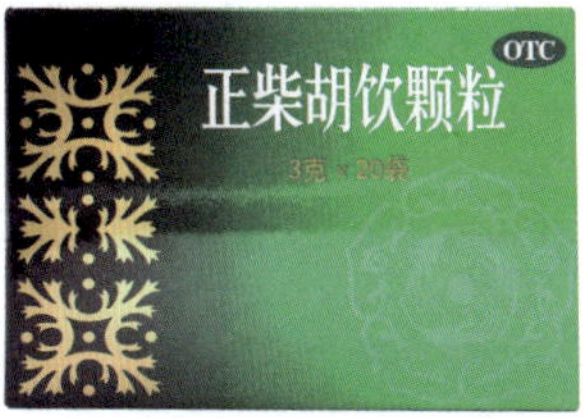

主要成分：柴胡、陈皮、防风、赤芍、甘草等。

禁忌：风热感冒（发热

重、咽喉肿痛）禁用；高血压、心脏病患者慎用。

注意事项：服药期间忌生冷油腻，避免与滋补性中药同服。

为解表剂，具有发散风寒，解热止痛之功效。用于外感风寒初起：发热恶寒、无汗、头痛、鼻塞、喷嚏、咽痒咳嗽、四肢酸痛；流感初起、轻度上呼吸道感染见上述症候者。

★三拗片

功效：宣肺解表

主治：风寒袭肺证，症见咳嗽声重、咳嗽痰多、痰白清稀。

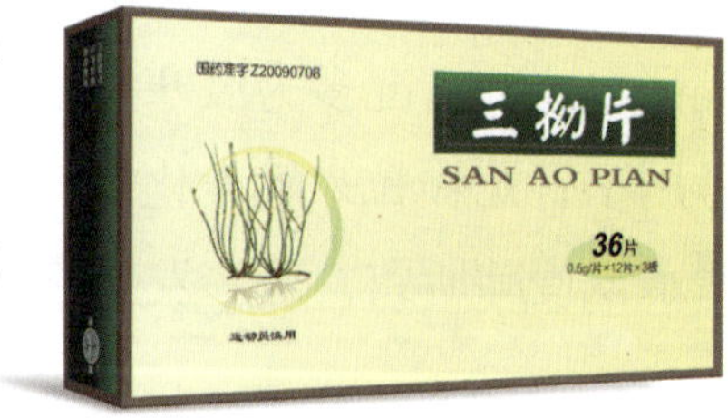

成分：麻黄、苦杏仁、甘草、生姜。

禁忌：风热咳嗽者禁用；高血压、心脏病患者慎用。

注意事项：含麻黄，运动员慎用；不宜长期服用；服药期间忌食辛辣、生冷、油腻食物。

具有宣肺解表的功效，中医上主要用于治疗风寒袭肺证，症状表现为咳嗽声重，咳嗽痰多，痰白清稀，临床上常见急性支气管炎。

风热咳嗽

★银翘解毒丸

功效：疏风解表，清热解毒。

主治：风热感冒初起，症见发热头痛、咳嗽口干、咽喉疼痛。

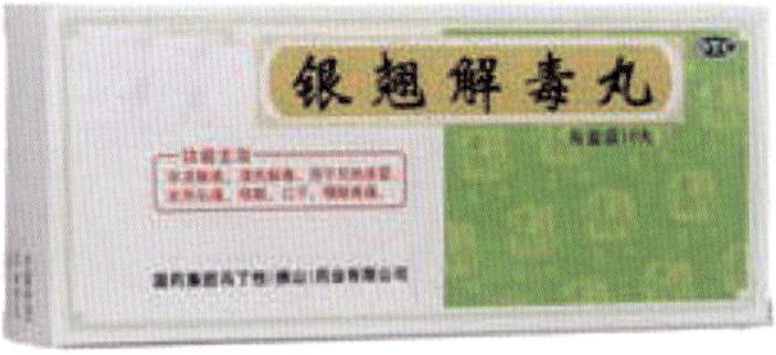

成分：金银花、连翘、薄荷、荆芥、淡豆豉、牛蒡子等。

禁忌：风寒感冒者禁用；对成分过敏者禁用。

注意事项：服药期间忌烟酒及辛辣、生冷、油腻食物；不宜同时服用滋补性中药。

具有辛凉解表，清热解毒之功效。主治风热感冒，症见发热头痛，咳嗽口干，咽喉疼痛。

★桑菊感冒片

功效：疏风清热，宣肺止咳。

主治：风热感冒初起，头痛咳嗽、口干咽痛。

成分：桑叶、菊花、连翘、苦杏仁、桔梗、薄荷脑等。

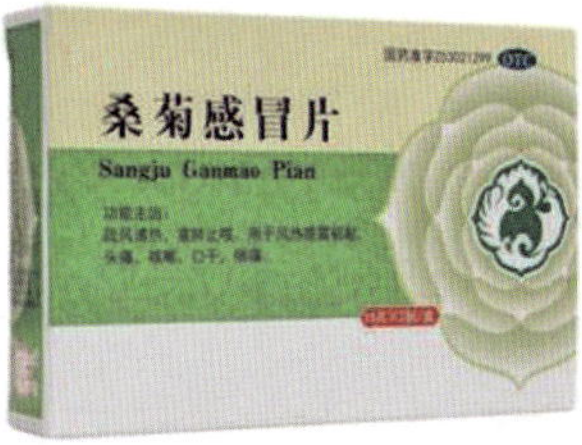

禁忌：风寒感冒者禁用。

注意事项：儿童、孕妇及哺乳期妇女慎用；不宜与滋补性中药同服。

为解表剂，具有疏散风热，宣肺止咳之功效。主治风热感冒初起，头痛，咳嗽，口干，咽痛。

★双黄连口服液

功效：清热解毒，疏风解表。

主治：外感风热所致的感冒，症见发热、咳嗽、咽痛。

成分：金银花、黄芩、连翘。

禁忌：风寒感冒者禁用；对成分过敏者禁用；糖尿病患者慎用（含蔗糖）。

注意事项：能出现轻度胃肠道反应；不宜与滋补性中药同服。

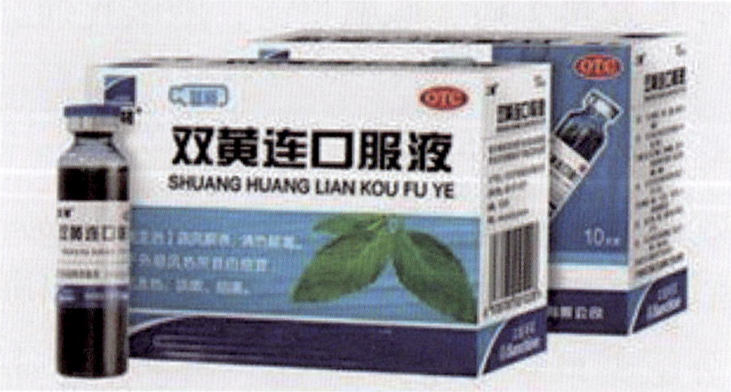

★板蓝根颗粒

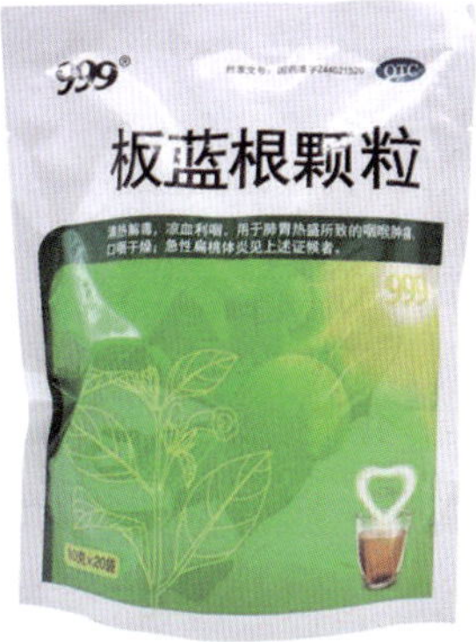

功效：清热解毒，凉血利咽。

主治：肺胃热盛所致的咽喉肿痛、口咽干燥；急性扁桃体炎见上述证候者。

成分：板蓝根。

禁忌：风寒感冒者禁用；对板蓝根过敏者禁用；糖尿病患者慎用（含蔗糖）。

注意事项：不宜长期大量服用；服药期间忌烟酒及辛辣、油腻食物。

★急支糖浆

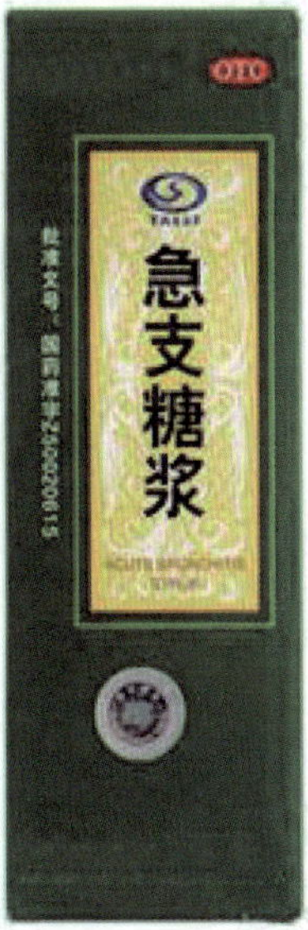

功效：清热化痰，宣肺止咳。

主治：外感风热咳嗽、痰多黏稠。

主要成分：鱼腥草、金荞麦、四季青、麻黄等。

禁忌：风寒咳嗽禁用；糖尿病患者慎用（含糖）。

注意事项：服药后偶见恶心、皮疹，停药可缓解。

★肺力咳合剂

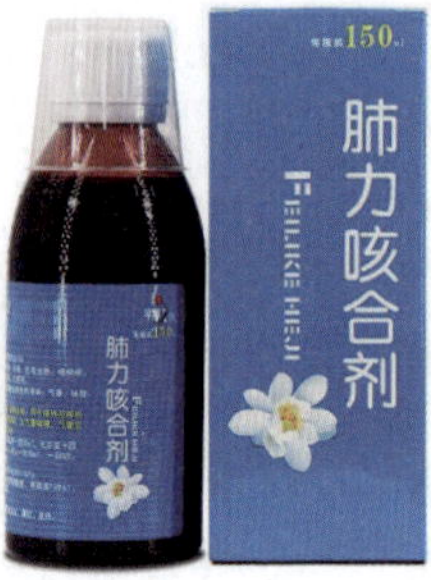

功效：清热解毒，止咳祛痰。

主治：痰热犯肺引起的咳嗽痰黄、喘息气促。

成分：黄芩、前胡、百部、红花龙胆、梧桐根等。

禁忌：孕妇慎用；对成分过敏者禁用。

注意事项：儿童需按年龄或体重调整剂量，3岁以下儿童遵医嘱。

具有清热解毒、镇咳祛痰的功效，用于痰热犯肺所引起的咳嗽痰黄，支气管哮喘、气管炎见上述证候者。

风燥咳嗽

★川贝枇杷膏

功效：润肺止咳，化痰平喘。

主治：肺燥咳嗽，痰多胸闷，咽喉干痒。

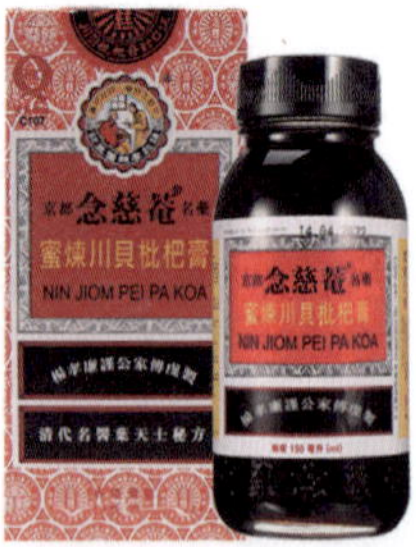

成分：川贝母、枇杷叶、桔梗、薄荷脑、蜂蜜等。

禁忌：风寒咳嗽（痰白稀）禁用；糖尿病患者慎用（含蜂蜜）。

注意事项：避免与乌头类药物（如附子）同用。

清热宣肺、化痰止咳的现代中成药，用于风热犯肺、痰热内阻所致的咳嗽痰黄或咳痰不爽、咽喉肿痛、胸闷胀痛，感冒、支气管炎见上述证候者。

★肺热咳喘颗粒

功效：清肺化痰，止咳平喘。

主治：肺热咳嗽，痰多黄稠，气喘胸闷。

成分：麻黄、石膏、苦杏仁、甘草、鱼腥草等。

禁忌：高血压、心脏病患者慎用（含麻黄）。

注意事项：服药期间避免辛辣刺激食物。

清热解毒、宣肺止咳、化咳平喘，用于感冒、支气管炎、喘息性支气管炎、支气管肺炎属痰热壅肺证候者。

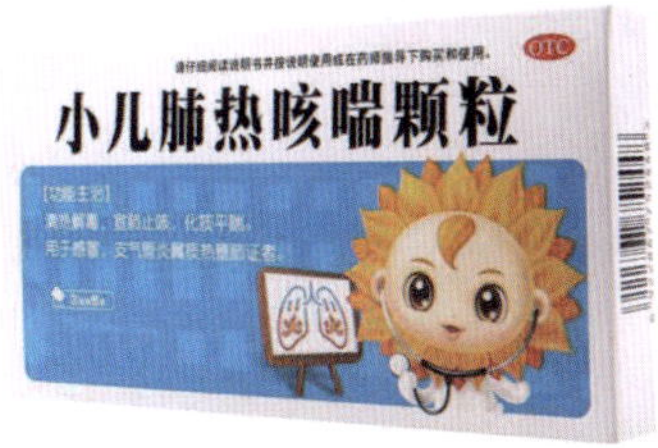

内伤咳嗽

痰湿咳嗽

★二陈丸

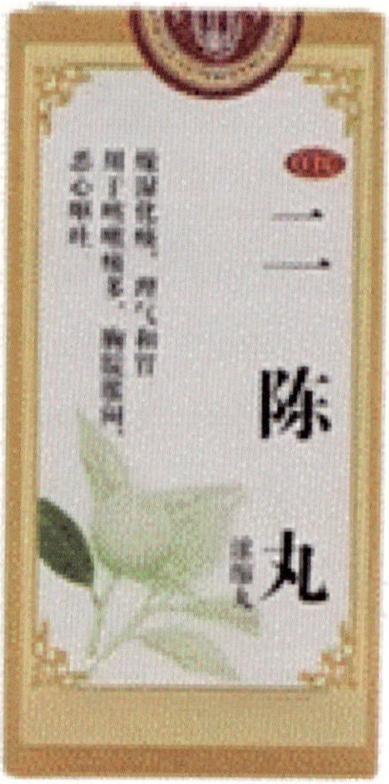

功效：燥湿化痰，理气和胃。

主治：痰湿停滞的咳嗽痰多、胸脘胀闷。

成分：陈皮、半夏、茯苓、甘草等。

禁忌：阴虚燥咳、肺痨咯血者禁用。

注意事项：服药期间避免生冷、油腻饮食。

具有化解痰湿、调理脾胃的作用。主要用于痰湿过重引发的症状，如舌苔厚腻、痰多胸闷、饭后胀气、恶心呕吐、食欲不振等典型表现，特别适合因饮食不当或脾胃虚弱引发的痰湿过盛，气体运行不畅。

★清肺化痰丸

功效：清热化痰，止咳平喘。

主治：痰热阻肺引起的咳嗽痰多、色黄黏稠、胸闷气喘。

主要成分：黄芩、瓜蒌子、胆南星、川贝母、苦杏仁等。

禁忌：风寒咳嗽、脾胃虚寒（腹泻怕冷）者禁用。

注意事项：孕妇慎用；服药后若出现腹泻，需减量或停服。

具有降气化痰，止咳平喘的功效。临床上主要用于治疗肺热咳嗽，痰多气喘，痰涎壅盛，肺气不畅。

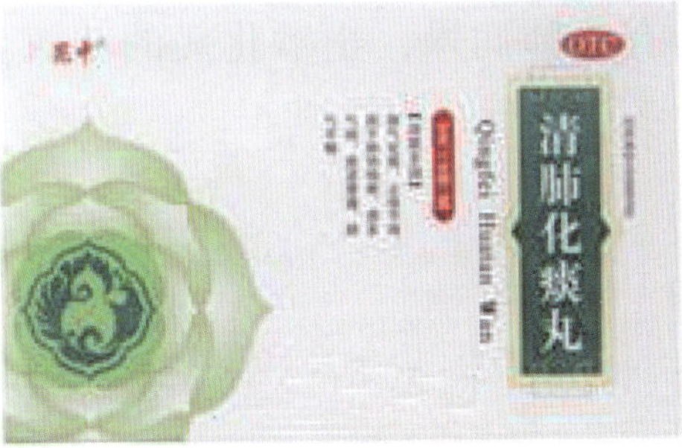

★鲜竹沥口服液

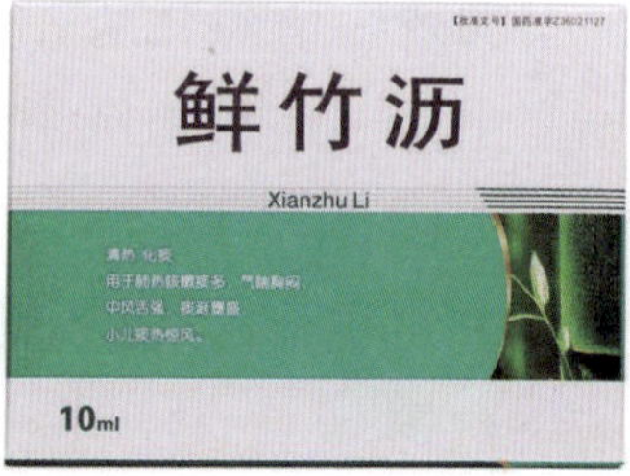

功效：清热化痰，止咳。

主治：痰热咳嗽，痰黄黏稠，咯痰不爽。

主要成分：鲜竹沥（竹汁提取物）。

禁忌：寒咳（痰白清稀）禁用；糖尿病患者慎用（含糖）。

注意事项：偶见轻度腹泻，停药后可缓解。

清热化痰，用于肺热咳嗽痰多、气喘胸闷、中风舌强、痰涎壅盛、小儿痰热惊风。

★橘红丸

具有清肺润燥，止嗽化痰的功效。用于肺热燥咳、痰多气促、口苦咽干。

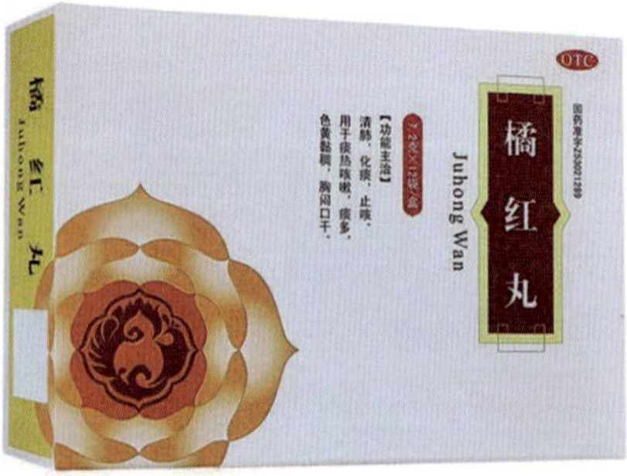

★祛痰止咳颗粒

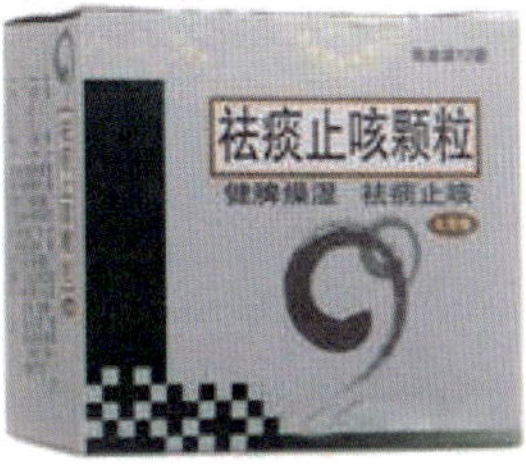

健脾燥湿，祛痰止咳。主要用于慢性支气管炎及支气管炎合并肺气肿、肺心病所引起的痰多，咳嗽，喘息等症。

阴虚咳嗽

★百合固金丸

功效：养阴润肺，化痰止咳。

主治：肺肾阴虚的干咳痰少、咽喉干痛。

主要成分：百合、地黄、麦冬、川贝母、当归等。

用法用量：口服，1 丸 / 次（大蜜丸），2 次 / 日。

禁忌：痰湿咳嗽、外感咳嗽者禁用。

注意事项：脾胃虚寒者（易腹泻）慎用。

用于肺肾阴虚、燥咳痰少、痰中带血、咽干喉痛等证候者。

药品特色：具有抗菌、消炎、解热、化痰、止咳及镇静、镇痛等作用。临床用于治疗慢性支气管炎、肺结核、支气管扩张咯血、小儿久咳、咽喉炎等。

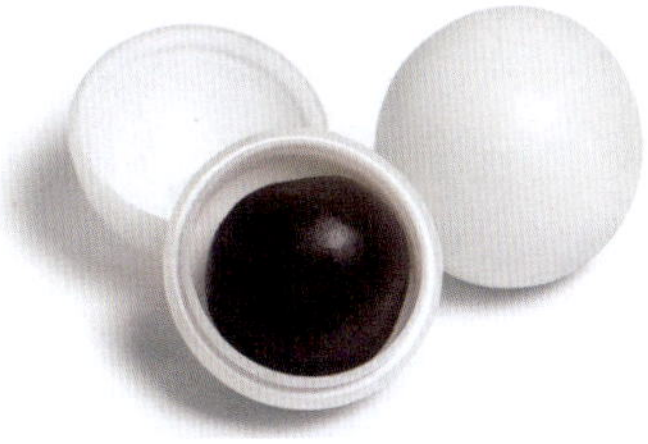

联合用药：百合固金丸＋左氧氟沙星。

解读：百合固金丸联合左氧氟沙星治疗社区获得性肺炎，患者不仅可改善临床症状，还可减少机体炎症反应，具有一定的临床推广应用价值。

★养阴清肺丸

功效：养阴润燥，清肺利咽。

主治：阴虚肺燥所致的干咳少痰、咽喉干痛、痰中带血。

成分：地黄、麦冬、玄参、川贝母、白芍等。

禁忌：痰湿壅盛（痰多黏腻）禁用；外感咳嗽慎用。

注意事项：脾胃虚寒（易腹泻）者慎用。

用于阴虚肺燥、咽喉干痛、干咳少痰或痰中带血。

药品特色：有提高机体免疫功能、抗菌、消炎、止咳、祛痰等作用。临床用于治疗白喉、扁桃体炎、咽喉炎、支气管炎、哮喘迁延期属肺肾阴虚者。

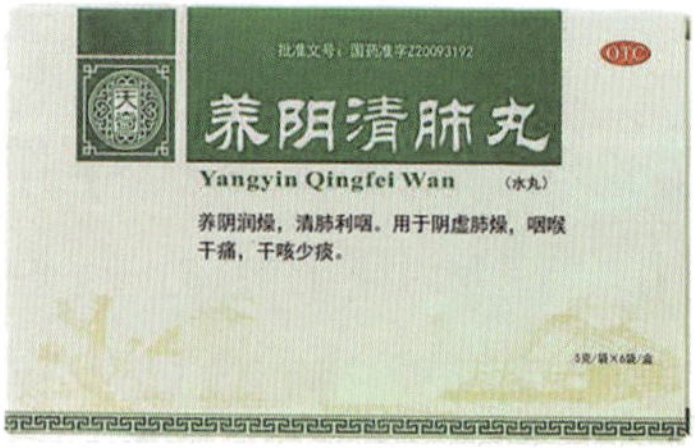

联合用药：养阴清肺丸＋慢严舒柠。

解读：慢性咽炎是一种常见的咽部疾病，西医治疗效果不佳，而采用养阴清肺丸和慢严舒柠两种药物联合治疗，疗程短，总有效率达 92%，效果显著。

气虚咳嗽

★玉屏风颗粒

功效：益气固表。

主治：体虚易感、气短咳嗽。

主要成分：黄芪、白术、防风。

禁忌：外感发热者禁用。

注意事项：宜饭前服用，增强免疫力需长期调理。

为补益剂，具有益气、固表、止汗之功效。用于表虚不固，自汗恶风，面色㿠白，或体虚易感风邪者。

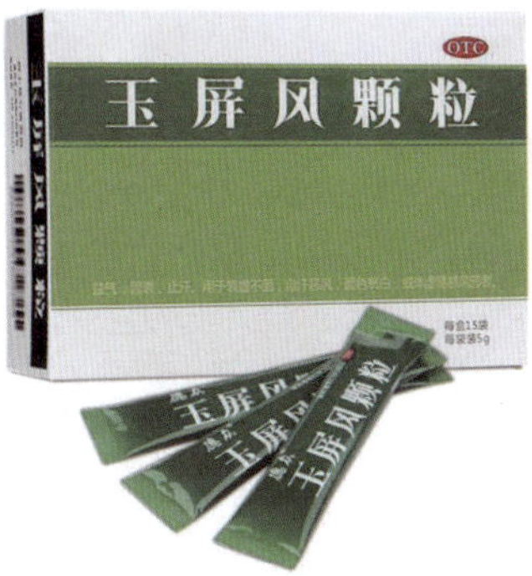

食积咳嗽

★保和丸

功效：消食和胃。

主治：食积停滞导致的咳嗽兼消化不良。

主要成分：山楂、神曲、半夏、茯苓、陈皮等。

禁忌：孕妇慎用。

注意事项：适用于食积不化，需配合清淡饮食。

为消食、导滞、和胃的传统中成药，用于食积停滞、脘腹胀满、嗳腐吞酸、不欲饮食的治疗。

可用于饮食不节、食积重阻、脾胃升降功能失常所致的腹痛腹胀、恶心呕吐、嗳腐吞酸、不欲饮食、大便不调，消化不良、婴幼儿腹泻、慢性胃炎、慢性肠炎、慢性胆囊炎见上述证候者。

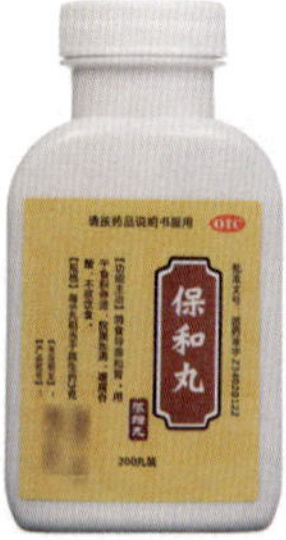

★大山楂丸

功效：开胃消食，化积导滞。

主治：食积停滞，脘腹胀满，消化不良。

主要成分：山楂、麦芽、六神曲（炒）、白糖。

禁忌：胃酸过多、胃溃疡患者慎用；糖尿病患者慎用（含糖）

注意事项：空腹服用可能刺激胃黏膜。

为消食剂，具有开胃消食的功效。主治食积内停所致的食欲不振，消化不良，脘腹胀闷。

为消食剂，具有开胃消食的功效。主治食积内停所致的食欲不振、消化不良、脘腹胀闷。

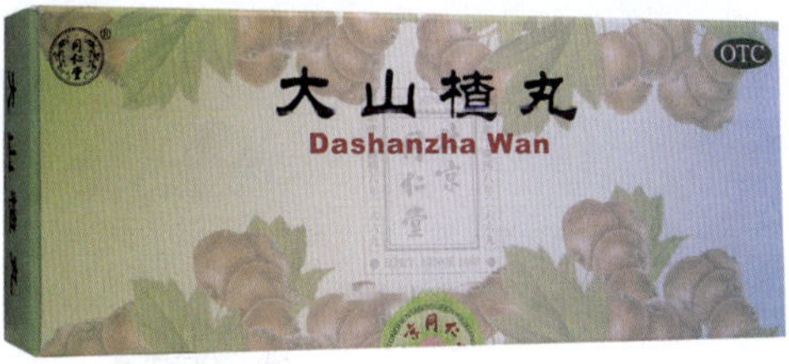

★小儿消积止咳口服液

功效：清热肃肺，消积止咳。

主治：小儿食积咳嗽，痰热蕴肺所致的咳嗽、痰多、腹胀、口臭。

成分：山楂、槟榔、枇杷叶、瓜蒌、桔梗、连翘、葶苈子等。

禁忌：风寒咳嗽者禁用；糖尿病患儿慎用（含蔗糖）。

注意事项：3 岁以下婴幼儿用量需遵医嘱，服药期间忌食生冷、油腻食物，不宜长期连续服用。

本药品用于小儿饮食积滞、痰热蕴肺所致的咳嗽（夜间加重、喉间痰鸣、腹胀、口臭）。

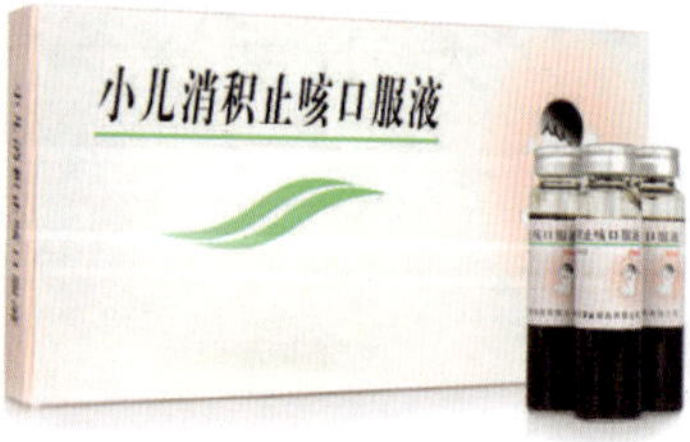

咳嗽辅助治疗

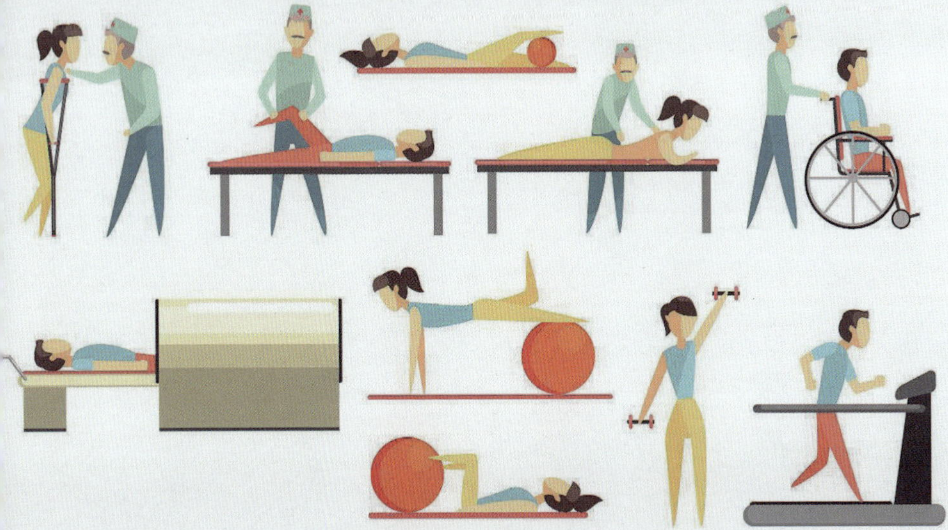

咳嗽辅助治疗

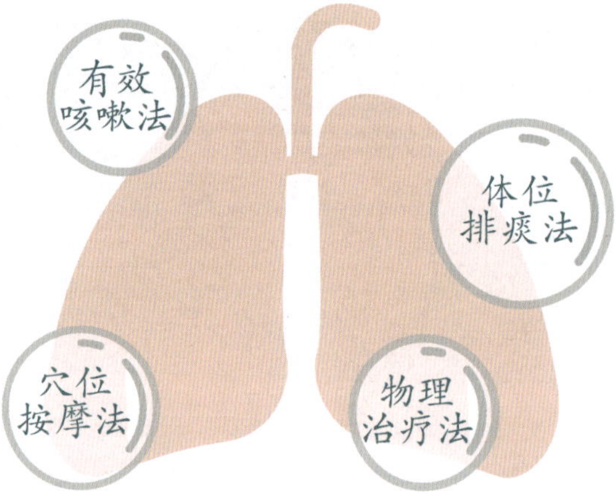

有效咳嗽法

首先，患者应取合适体位，如果体力允许，最好取坐位、半坐位，通过增加腹腔压力，从而减小胸部压力，利于肺部扩张。对于咳嗽患者来说，可以有效地减轻症状。

当咳嗽时，患者深呼吸可帮助咳痰。在深吸一口气后，尽量缓慢呼出，然后吸气屏气片刻，再进行咳嗽，咳嗽后再深呼吸。这样可使痰液从气道深部向大气道移动，咳痰效果较好。当排痰不顺畅时，家人可协助拍背，以空手从下往上反复拍打数次，可促使痰液松动。

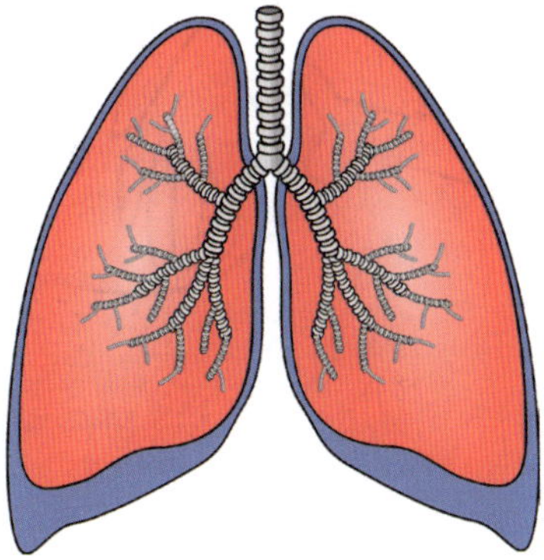

病人咳嗽时需要多喝水，每天多喝水可保持呼吸道黏膜的湿润，痰液就能得到有效稀释，黏稠度也会下降，痰液就比较容易咳出。

注意保持空气的湿润和室内通风，对于进行有效咳嗽、缓解病情帮助较大。

穴位按摩法

咳嗽有痰的患者，可在医生的指导下按摩多个穴位来促进排痰。较常见的穴位有太渊穴、天突穴、尺泽穴，按摩时以感受到温热为宜。

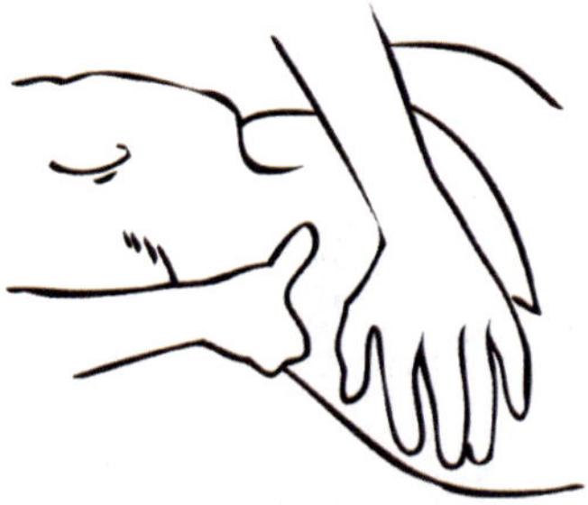

太渊穴

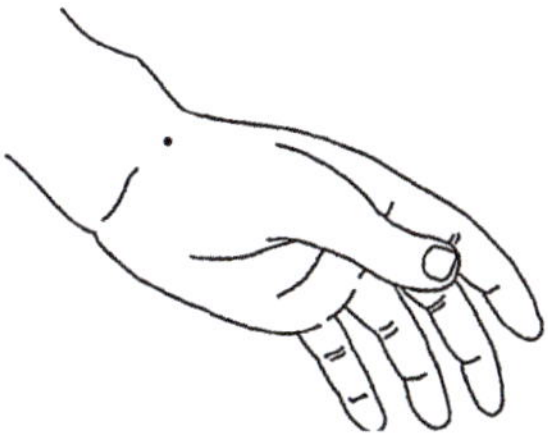

太渊穴在腕前区，桡骨茎突与舟状骨之间，拇长展肌腱尺侧凹陷处，属于手太阴肺经的腧穴。

天突穴

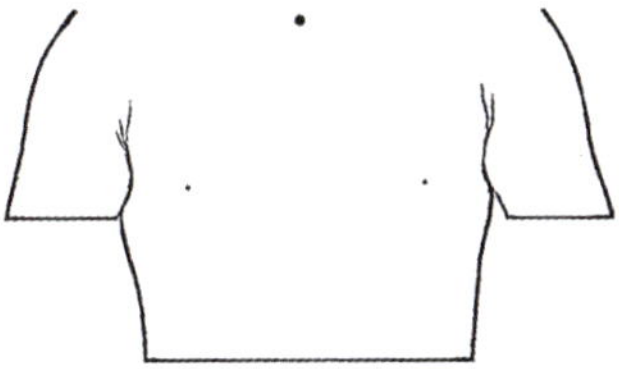

天突穴在颈前区，胸骨上窝中央的前正中线上，为任脉和阴维脉的交会穴。

尺泽穴

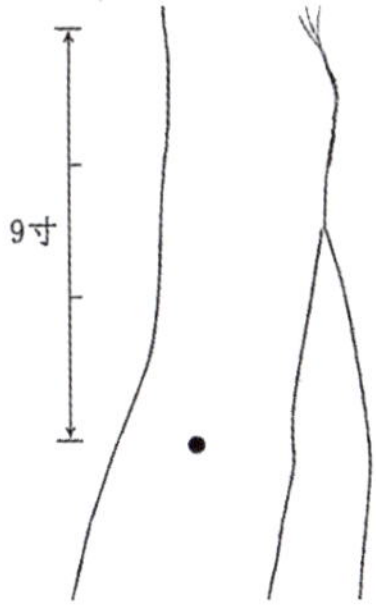

尺泽穴位于肘前侧，肘横纹上，肱二头肌腱桡侧缘凹陷处，属于手太阴肺经的合穴。

按摩方法

按摩时要注意力度适中，以免软组织损伤，导致红肿、疼痛症状。

太渊穴位于腕掌侧横纹桡侧，桡动脉搏动处。找准穴位后，用拇指指腹按揉穴位3～5分钟。

天突穴位于胸骨上窝正中，找准穴位后，用食指指腹按揉1～2分钟，注意按摩力度要轻，以免引发恶心、呕吐等症状。

尺泽穴位于人体肘横纹中，肱二头肌腱桡侧凹陷处。取穴时，手肘微屈，在手臂内侧中央摸到一根粗腱，外侧即为尺泽穴。找准穴位后，用拇指指腹按揉2～3分钟，以出现酸、麻、胀感为宜。

作用与功效

按摩太渊穴、天突穴、尺泽穴的功效及作用略有不同，均可起到止咳化痰的作用，但需在专业人士的指导下进行。

（1）太渊穴：太渊穴主治肺部、咽部疾病，常用于治疗外感、咳嗽、气喘等疾病，具有宣肺平喘、清泄胃热的功效。

（2）天突穴：天突穴为任脉和阴维脉的交会穴，是治疗咽喉部疾病的常用穴位，具有宣通肺气、利咽止咳的功效。

（3）尺泽穴：尺泽穴主治肺部、咽部疾病，常用于治疗咳嗽、气喘、咳血、咽喉肿痛等疾病，是止咳平喘的要穴。

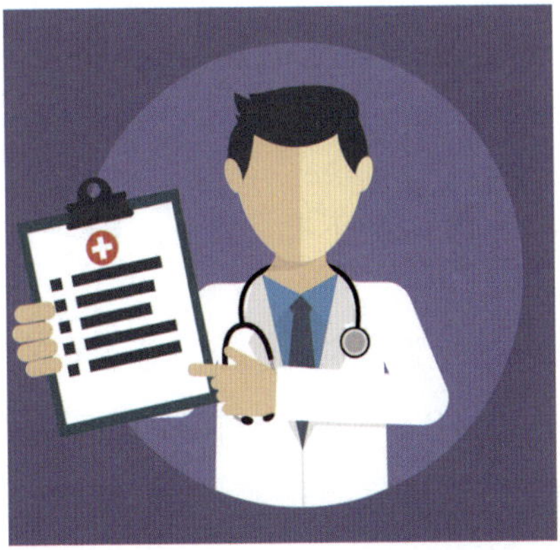

体位排痰法

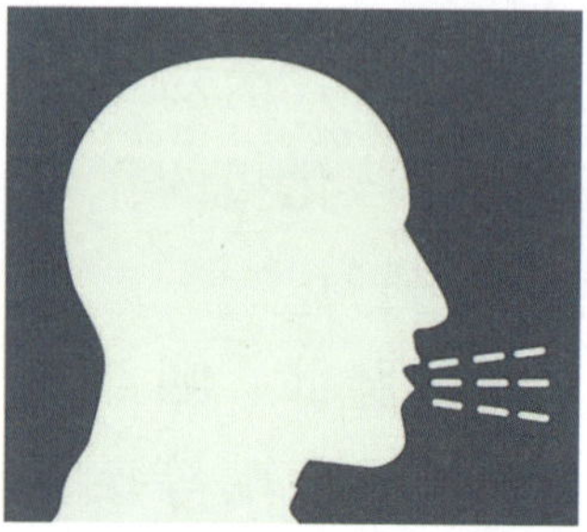

六个体位的引流法可促进排痰清肺，改善患者的呼吸功能。

如图所示就是能促进肺部清洁的肺康复体位法。

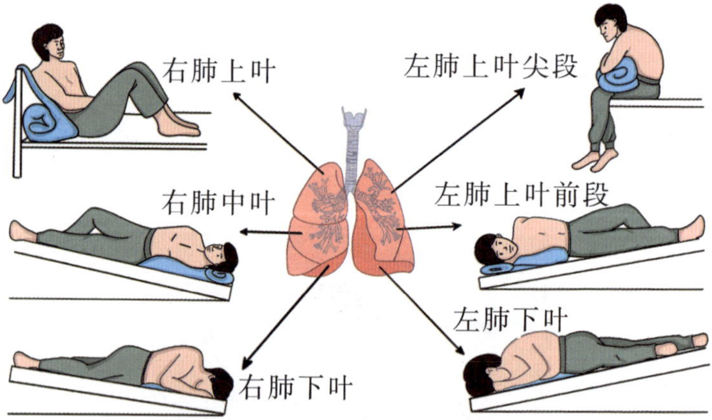

每半小时到 1 小时进行一次翻身，每个引流体位需要坚持 10 ～ 20 分钟，每天训练 1 ～ 2 次即可，在清晨或入睡前进行训练为佳。

体位一

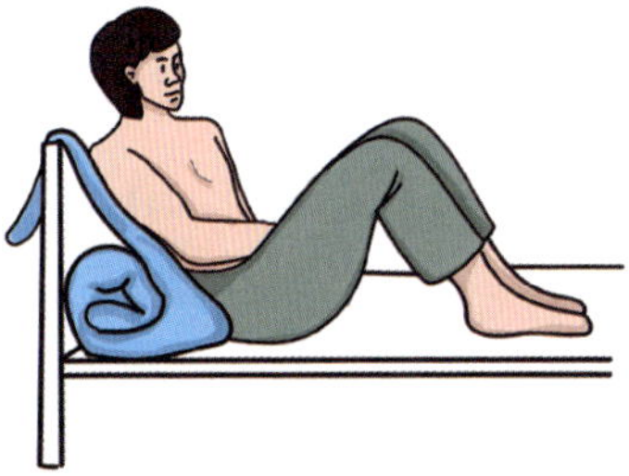

右肺上叶排痰体位

先取床板与地面呈平行位置，腰背部与垂直的床头呈 45° 角，可在腰背后方放置柔软物品，起到支撑填充以分散力量的作用，让双腿自然向胸部蜷起，膝盖与肩部平行，腿部自然伸出，与腰背部平行。此时人体的形状呈向左旋转 90° 的“S”形。坚持 10 ~ 20 分钟，每天清晨和入睡前各做一次。此体位能帮助右肺上叶进行排痰引流。

体位二

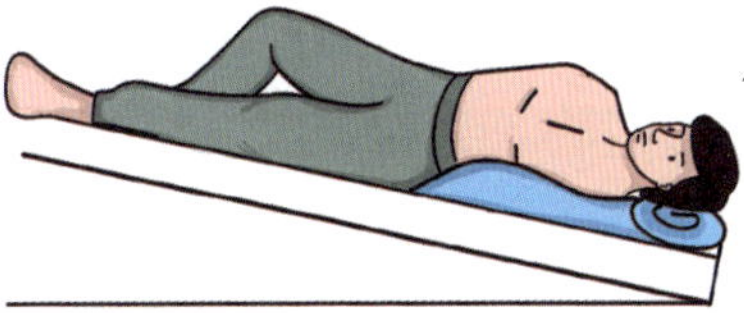

右肺中叶排痰体位

首先将床板的床尾支起，整个床板与地面呈30° 角。将枕头放置于低位的一方，人体取左侧卧位，左腿伸直与床板紧贴，右腿自然蜷起如上图所示，以脚掌为支撑。坚持此动作 10 ~ 20 分钟，每天清晨和入睡前各做一次。此体位能帮助右肺中叶进行排痰引流。

体位三

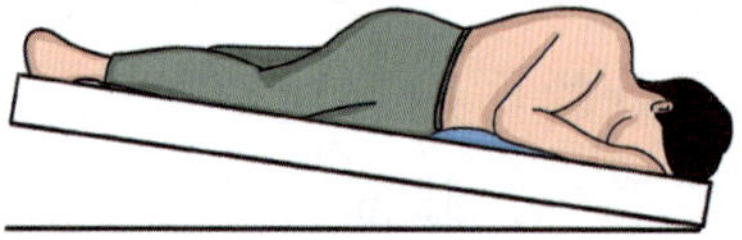

右肺下叶排痰体位

首先将床板的床尾支起，整个床板与地面呈30° 角，去掉枕头。人体取完全俯卧位，手臂可放置于双侧，肘部与床板垂直，起支撑作用，如上图所示。稍微使右半部分身体包括腿离开床面，重心向左侧移，以左半侧为支撑。坚持此动作10 ~ 20 分钟，每天清晨和入睡前各做一次。此体位能帮助右肺下叶进行排痰引流。

体位四

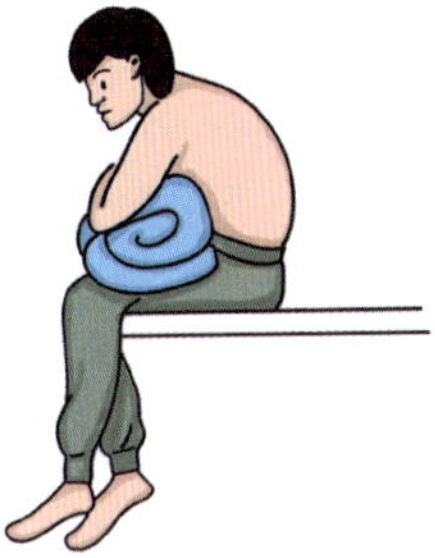

左肺上叶尖段排痰体位

坐在床沿，使双腿自然垂直悬于空中，如上图所示。怀抱一卷被褥，人体呈自然坐位姿态。坚持此动作 10 ~ 20 分钟，每天清晨和入睡前各做一次。此体位能帮助左肺上叶尖段进行排痰引流。

体位五

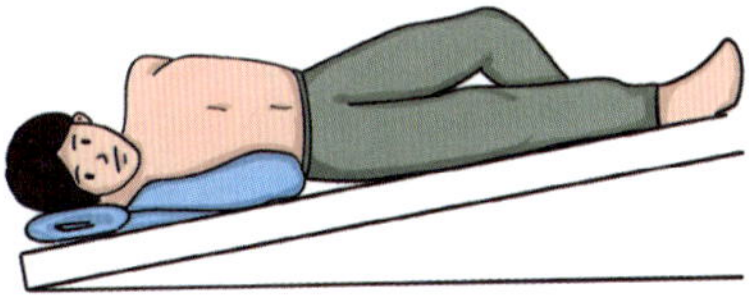

左肺上叶前段排痰体位

与上文中的体位二的方向相反。首先将床板的床尾支起，整个床板与地面呈 30° 角。将枕头放置于低位的一方，人体取右侧卧位，右腿伸直与床板紧贴，左腿自然蜷起，如上图所示。以脚掌为支撑。坚持此动作 10 ~ 20 分钟，每天清晨和入睡前各做一次。此体位能帮助左肺上叶前段进行排痰引流。

体位六

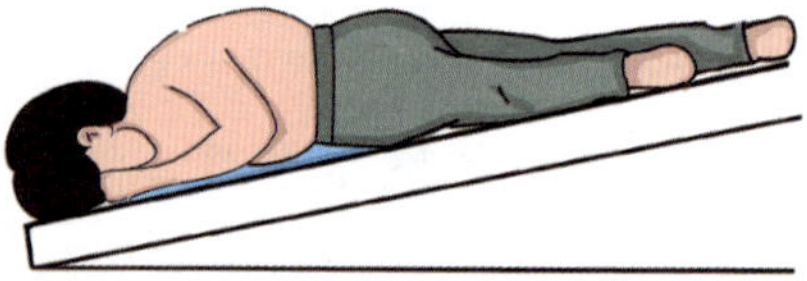
左肺下叶排痰体位

与上文的体位三的侧重点方向相反。首先将床板的床尾支起，整个床板与地面呈 30° 角，去掉枕头。人体取完全俯卧位，手臂可放置于双侧，肘部与床板垂直，起支撑作用，如上图所示。稍微使左半部分身体包括腿离开床面，重心向右侧移，以右半侧为支撑。坚持此动作 10 ~ 20 分钟，每天清晨和入睡前各做一次。此体位能帮助左肺下叶进行排痰引流。

物理治疗法

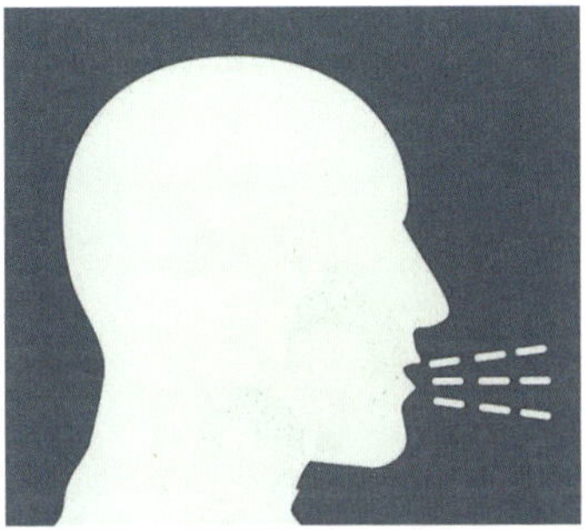

● 腹肌锻炼

强化腹肌力量能为呼吸过程提供更好的支持，从而减轻慢性咳嗽的症状。建议在医生的指导下进行适量的腹肌锻炼，如做仰卧起坐等。

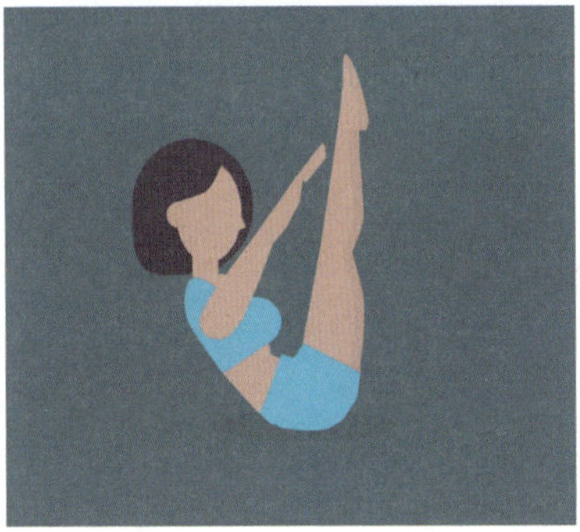

背部拍击

患者取坐或者卧位，他人轻拍患者背部的肺部区域。这种方法有助于患者肺部痰液松动，加快痰液排出。同时，背部拍击还可以促进血液循环，改善肺部供血。

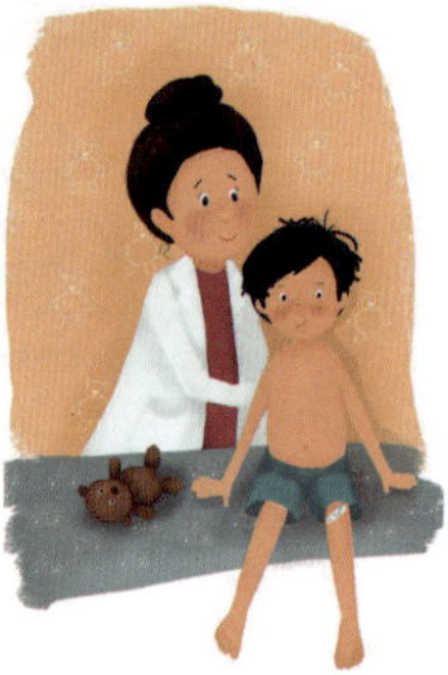

热敷

使用热毛巾、热水袋或电热毯等，对患者胸部区域进行适度的热敷。有助于患者放松胸肌，缓解呼吸道痉挛，改善肺部血流。

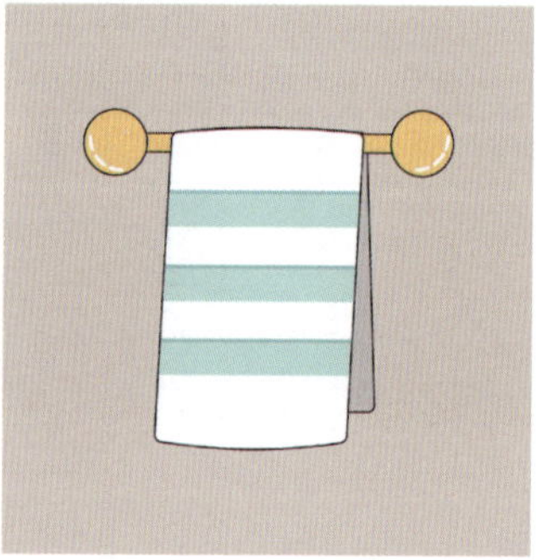

居家缓解咳嗽的方法

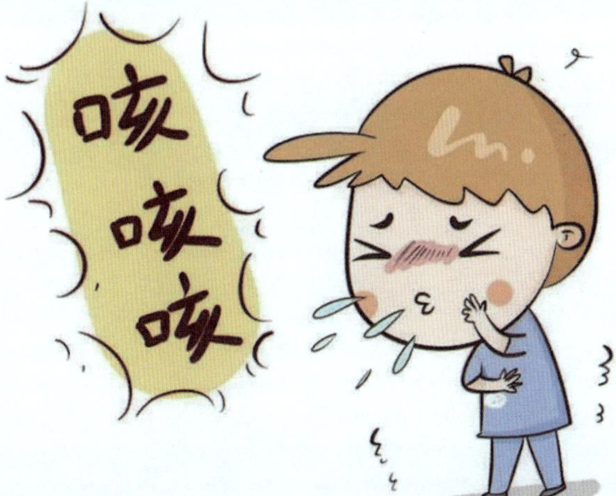

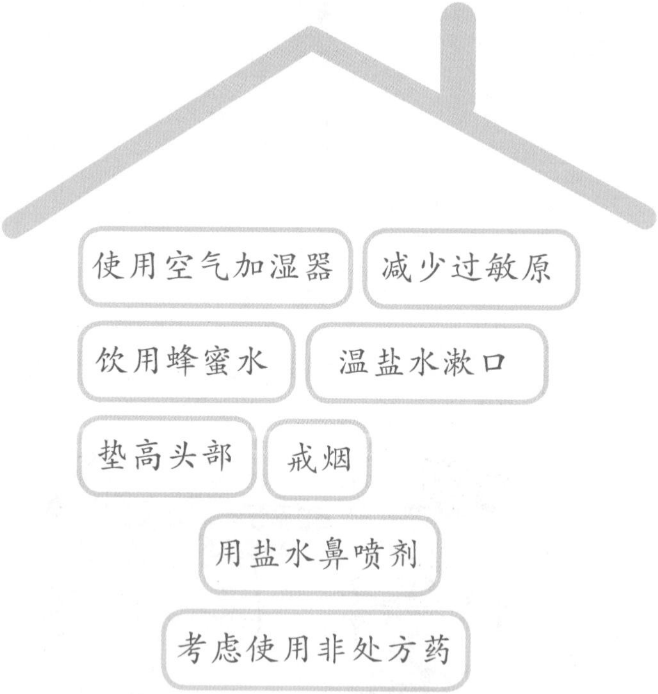

使用空气加湿器
减少过敏原
饮用蜂蜜水
温盐水漱口
垫高头部
戒烟
用盐水鼻喷剂
考虑使用非处方药

使用空气加湿器

若在家中常常出现不明原因的咳嗽，也有可能是夜晚空气干燥导致的，可在家中使用空气加湿器增加空气的湿度，能有效缓解咳嗽。当空气干燥时容易导致患者咳嗽恶化，使用空气加湿器能有效地缓解咽部的不适感。但也要保证湿度在合适范围内，湿度过大容易导致霉菌滋生，霉菌又是咳嗽常见的过敏原。一般来说，卧室的湿度控制在 50% 左右为宜。

减少过敏原

想要缓解夜间咳嗽，就必须找出引起咳嗽的过敏原，并通过多种方法减少过敏原的出现。比较常见的过敏因素有霉菌、螨虫、花粉、灰尘和宠物毛屑等。建议每天定时清扫室内，用吸尘器清除灰尘，勤换床单、枕巾。每周用热水清洗床上用品。另外，睡前清洗身体，清除去花粉等室外的过敏原。

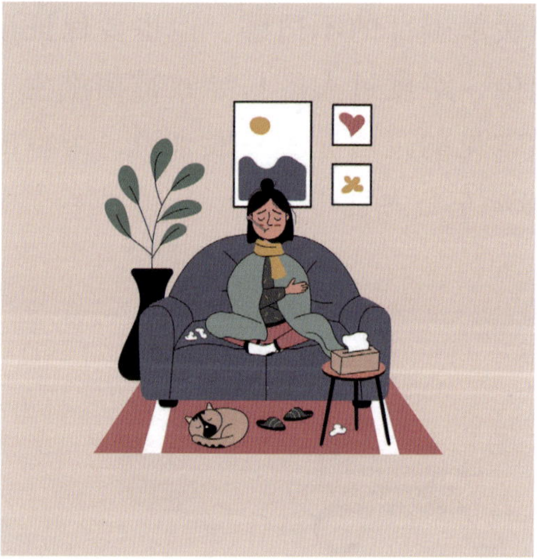

饮用蜂蜜水

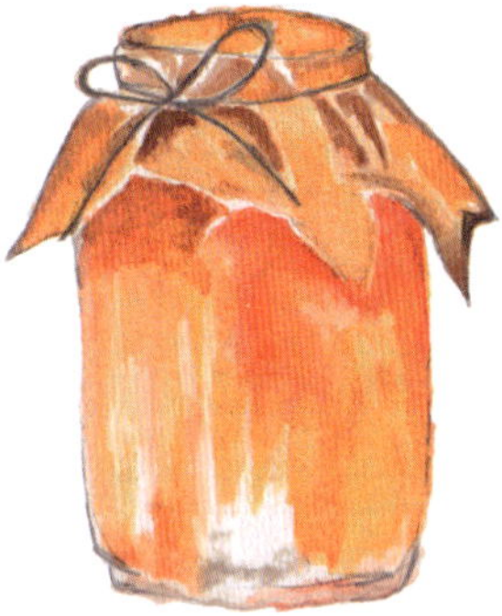

饮用蜂蜜水可缓解咳嗽。加热之后的蜂蜜能舒缓喉咙，起到润肺的作用，还能减少对呼吸道的刺激，稀释呼吸道黏液。但对于1岁以下的儿童，不建议食用蜂蜜，以免导致肉毒杆菌中毒。

温盐水漱口

用温盐水漱口能有效缓解喉咙疼痛和发炎的现象，还能去除喉咙的黏液，减少咳嗽。可用温盐水含漱，漱口几次后再将盐水吐出。

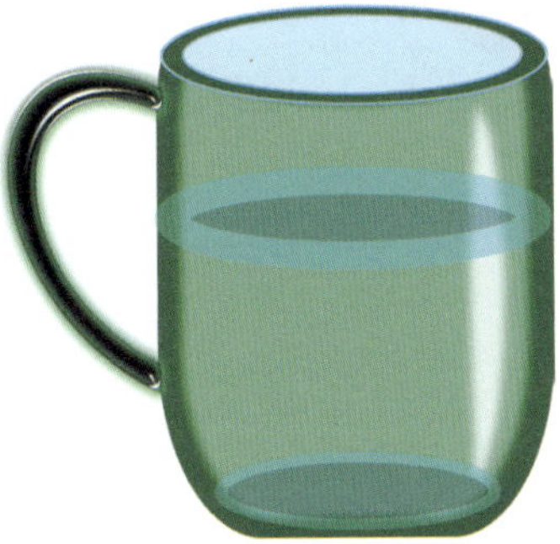

垫高头部

若夜晚睡觉时出现咳嗽现象，可选择用枕头垫高头部，因为当黏液积聚在喉咙时，容易引起咳嗽，所以用枕头抬高头部，能有效缓解夜间咳嗽的症状。

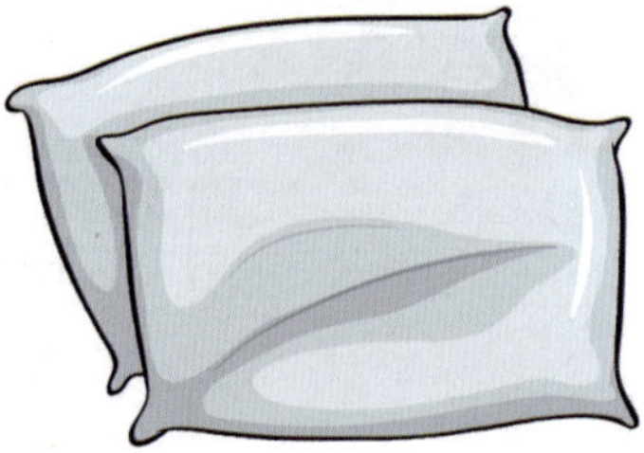

戒　烟

抽烟是导致患者长期咳嗽的主要原因，戒烟是缓解咳嗽最根本的办法。戒烟之后能减少尼古丁的摄入，降低对肺的损伤，能减轻咳痰的症状。

使用盐水鼻喷剂

使用盐水鼻喷剂能缓解干燥，稀释鼻腔内的黏液，减少鼻子内刺激性物质和过敏原的出现，从而有效地减轻咳嗽的症状。

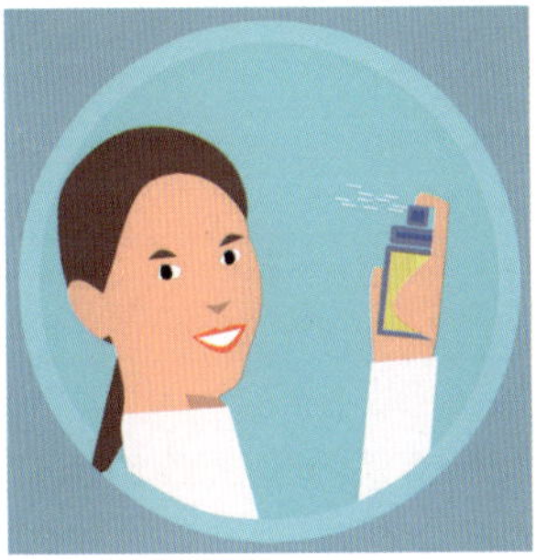

考虑使用非处方药

当咳嗽比较严重，影响正常睡眠时，可以考虑服用一些非处方药物，主要包括止咳药物和祛痰药物。服用止咳药物能有效阻止咳嗽症状，服用祛痰药物能稀释肺部的痰液，使痰液更易被咳出。但在使用药物之前必须详细了解药物的使用方法，避免产生副作用，或与其他药物出现相互反应。

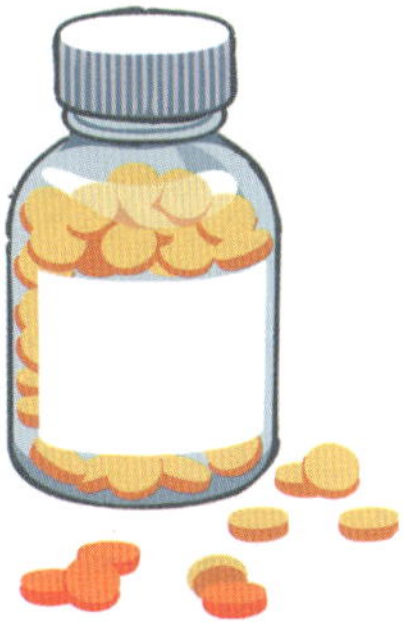

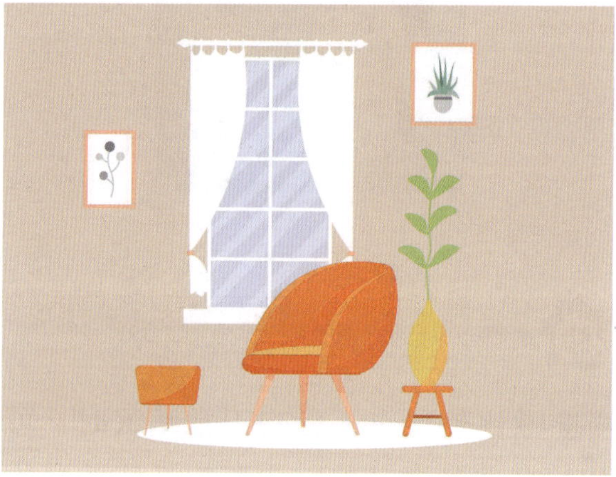

咳嗽食疗

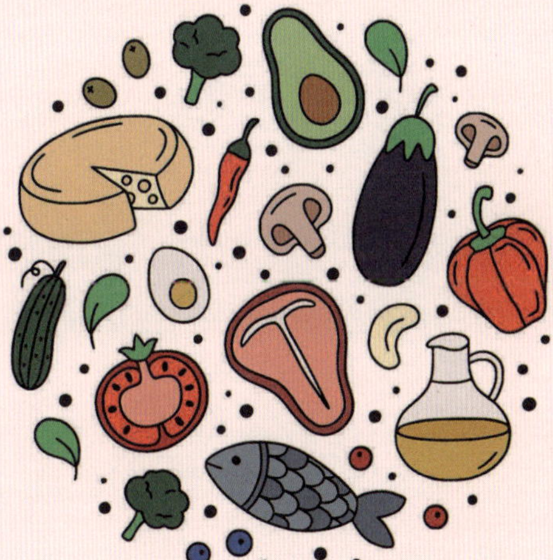

咳嗽的食疗处方

秋季燥咳的“润肺”食谱

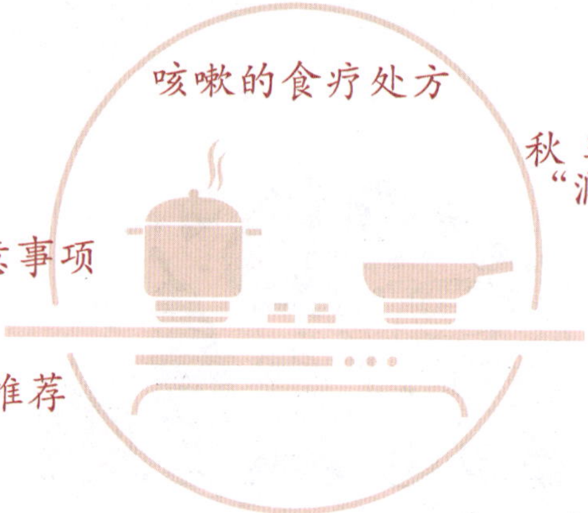

咳嗽注意事项

咳嗽的饮食推荐

咳嗽的饮食禁忌

咳嗽的食疗处方

萝卜葱白——治风寒咳嗽

（1）做法：萝卜1个，葱白6根，生姜15克。用3碗水先将萝卜煮熟，再放葱白、姜，煮剩一碗汤，连渣一次服。

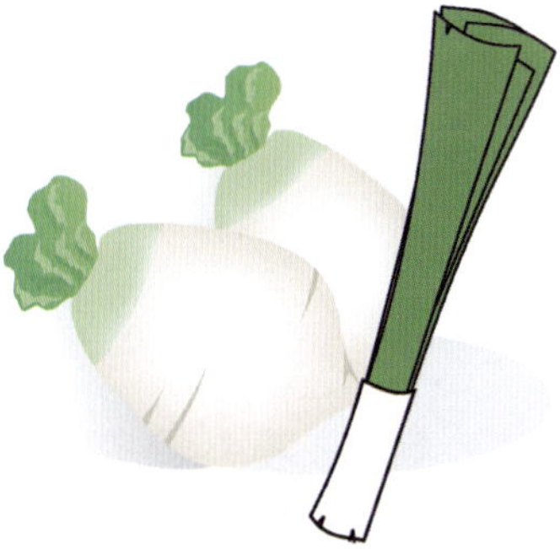

（2）功效：宣肺解表、化痰止咳。治风寒咳嗽、痰多泡沫，伴畏寒、身倦酸痛等。

红糖姜枣汤——治伤风咳嗽

（1）做法：红糖30克，鲜姜15克，红枣30克。以水3碗煎至过半，顿服，服后出微汗即愈。

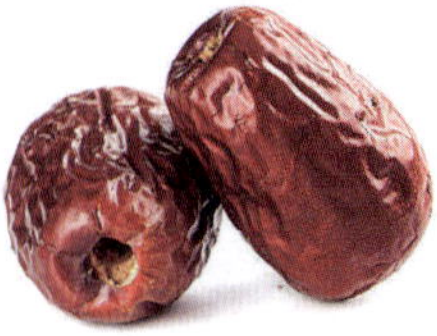

（2）功效：祛风散寒，治伤风咳嗽、头痛、喷嚏、胃寒刺痛、产后受寒腹泻、恶寒等。

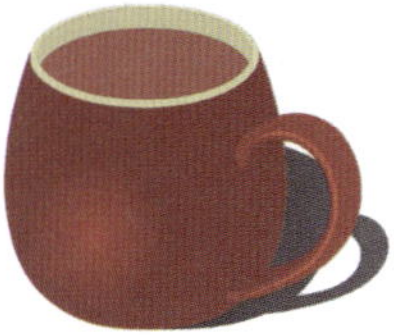

● 鲜梨贝——治咳嗽肺痈

（1）做法：鲜梨500克，贝母末6克，白糖30克。将梨去皮剖开，去核。把贝母末及白糖填入，合起放在碗内蒸熟，早晚分食。

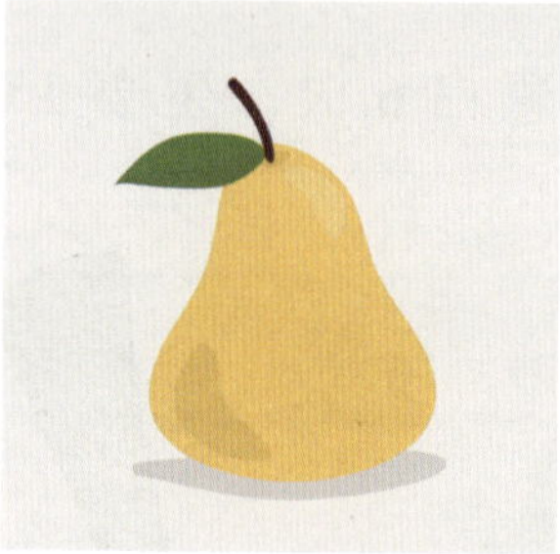

（2）功效：清热化痰，散结润肺。用于治疗咳嗽或肺痈，症见胸痛、咳嗽、发热、口干、咽燥、痰黄腥臭或脓血痰等。

● 白萝卜蜂蜜——治风寒咳嗽

（1）做法：大白萝卜1个，蜂蜜30克，白胡椒5粒，麻黄2克。将萝卜洗净，切片，放入碗内，倒入蜂蜜及白胡椒、麻黄等共蒸半小时，趁热顿服，卧床见汗即愈。

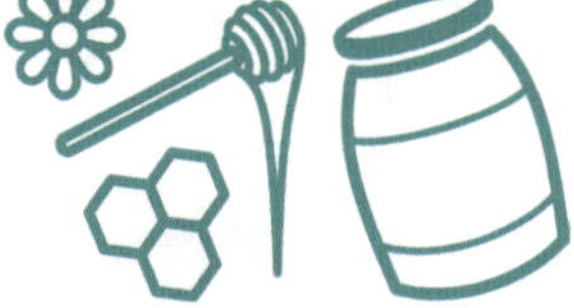

（2）功效：发汗散寒、止咳化痰。用于治疗风寒咳嗽，症见咳嗽、头疼、无汗、怕冷等。

萝卜胡椒——止咳祛痰

（1）做法：萝卜1个，白胡椒5粒，生姜3片，陈皮1片。加水共煎30分钟，一日饮汤2次。

（2）功效：下气消痰，用于治疗咳嗽痰多，痰色白而未化热者。

豆浆润肺饮——止嗽化痰

（1）做法：黄豆，冰糖。黄豆浸泡磨汁，煮沸后加糖饮用。每日清晨空腹饮1碗。

（2）功效：健脾宽中，润燥化痰，清肺止咳。用于治疗疳积瘦弱、肺热咳嗽等。

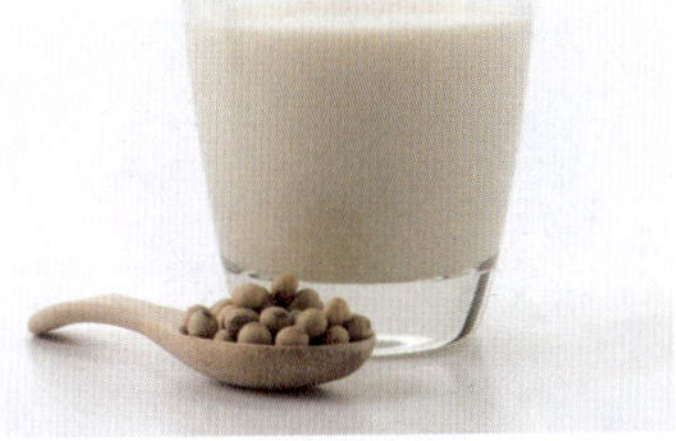

豆腐糖——止咳化痰平喘

（1）做法：豆腐500克，红糖、白糖各100克。在豆腐块中挖个洞，放入红、白糖，放入碗内隔水蒸30分钟。一次吃完，连服4次。

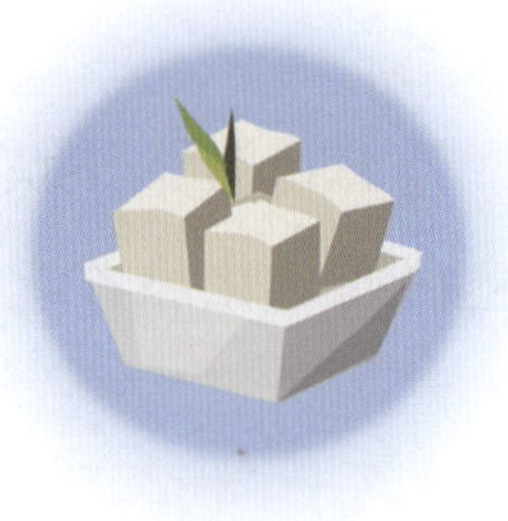

（2）功效：清热，生津，润燥。用于治疗咳嗽痰喘。

芝麻冰糖水——治夜嗽

（1）做法：生芝麻15克，冰糖10克，共放碗中，开水冲饮。

（2）功效：润肺，生津。治夜嗽不止、咳嗽无痰。（注：芝麻1把，生姜50克，共捣烂煮汁服用，亦有上述疗效。）

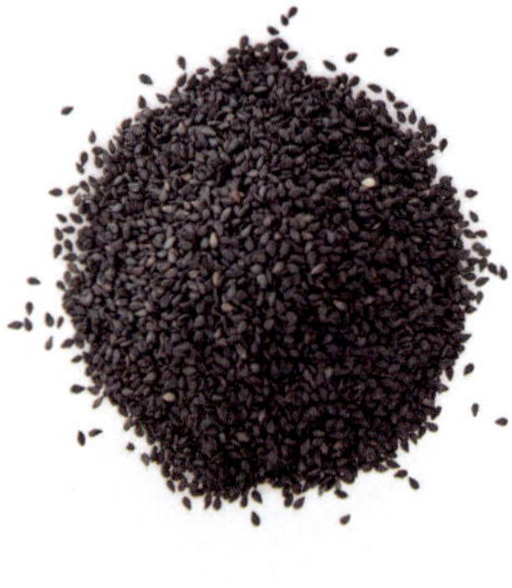

蒸白梨蜂蜜——治久咳咽干

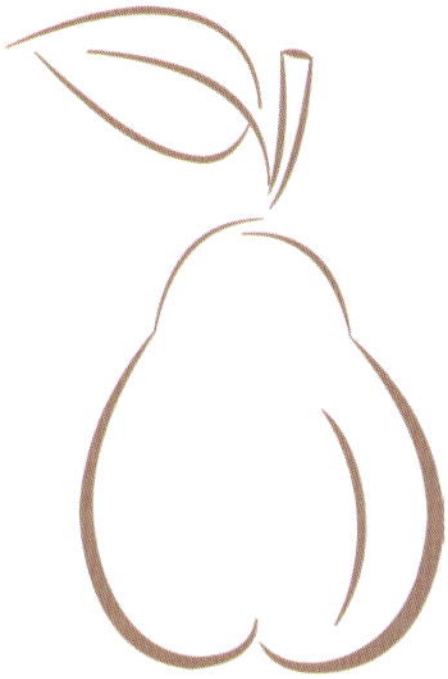

（1）做法：大白梨1个，蜂蜜50克。先把白梨挖去梨核，将蜂蜜填入，加热蒸熟。每日早晚各吃1个，连吃数日。

（2）功效：生津润燥，止咳化痰。治阴虚肺燥之久咳咽干、手足心热等。

百合雪梨汤——滋阴润肺

（1）做法：百合25克，大雪梨1个，冰糖20克。百合用清水浸泡一夜，次日将百合连同清水一起倒入砂锅内，再加半碗多清水，煮一个半小时。待百合煮烂后，加去皮切块的雪梨和冰糖，再煮30分钟即成。

（2）功效：滋阴润肺，宁心止嗽。宜为肺虚久咳者食用，常人食用亦有益肺养胃之功。

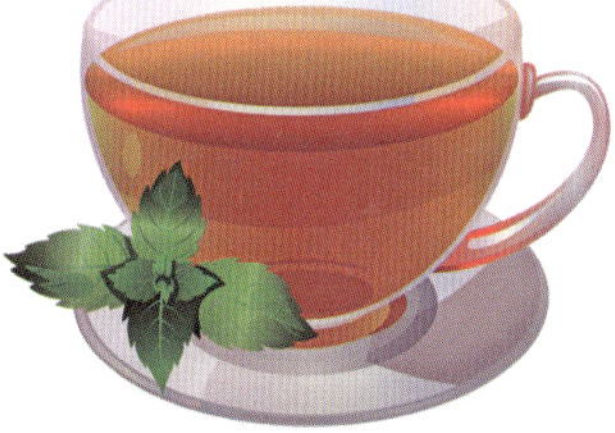

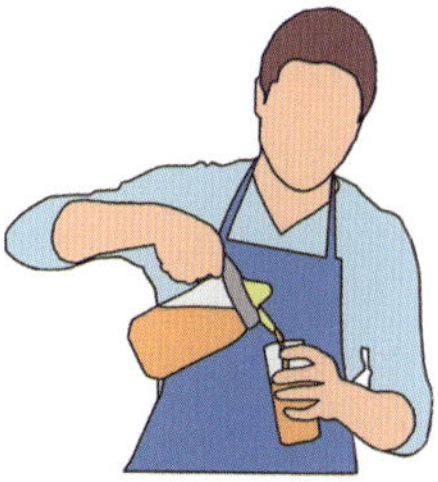

秋季燥咳的“润肺”食谱

“燥”是秋季的主气，指空气湿度降低，容易引发皮肤干燥、口干、唇裂、咽痛、便秘、干咳等症状。此时，饮食上宜清淡、易消化，并多吃生津润燥的食物，如百合、山药、莲子、藕、梨、荸荠等。此外，蜂蜜、核桃、大枣、甘蔗等也有润燥作用。

雪梨银耳炖川贝

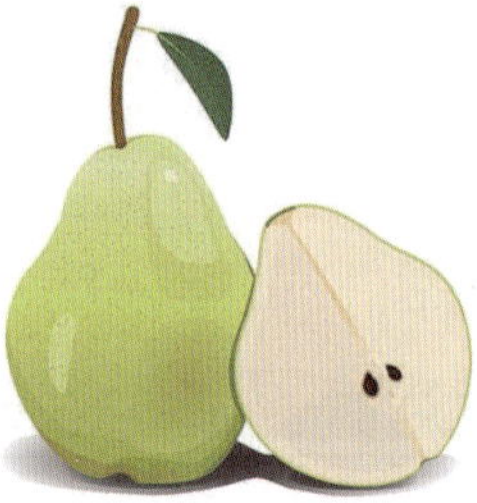

（1）材料：雪梨、糯银耳、川贝、冰糖、开水。

（2）做法：雪梨切为小块（雪梨可不去皮），糯银耳凉水泡发，川贝捣碎。准备好的材料全部放入炖盅，倒入适量的开水，放入冰糖块，隔水炖煮 2 个小时。

（3）功效：清燥润肺，止咳化痰，生津止渴。

梨花双杏猪肺汤

（1）材料：猪肺 1 个，秋梨 2 个 (300 克)，霸王花 150 克，苦杏仁 15 克，甜杏仁 15 克，无花果 4 个。

（2）做法：将秋梨洗净，每只切为 6 块；霸王花洗净、切段，用清水浸泡 2 小时；猪肺洗净、切块，用铁锅爆炒，收干水。然后将所有食材一齐放入砂锅内，加水 3000 毫升、白酒少许，大火煮沸后，改用小火慢熬 2 小时，精盐调味即可食用。

（3）功效：清燥润肺、化痰止咳、健脾开胃、生津止渴、润肠通便等。既适用于秋季一般人群服食以御秋燥，亦可用于燥热犯肺、咳嗽气喘、热病烦渴及肠燥便秘等患者的辅助治疗。

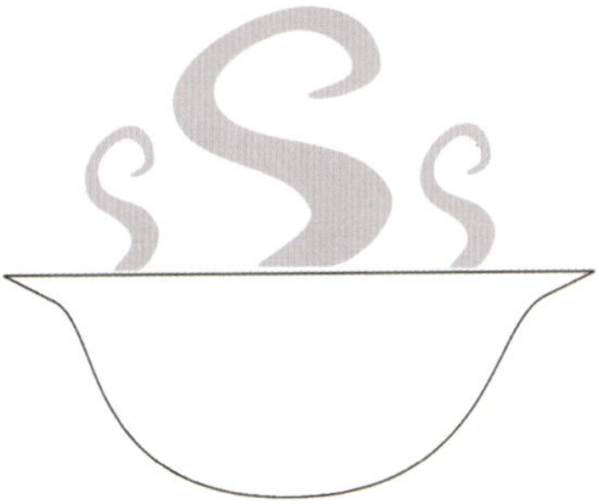

萝卜丝干贝汤

（1）材料：白萝卜、干贝、盐、味精、生姜、葱花、油。

（2）做法：白萝卜削皮、洗净、切丝，干贝放进微波炉，中火加热20秒，取出趁热切丝。将以上食材连同洗净的大米一起置于锅中，加入适量清水，约煮1小时后成粥，精盐调味即可食用。

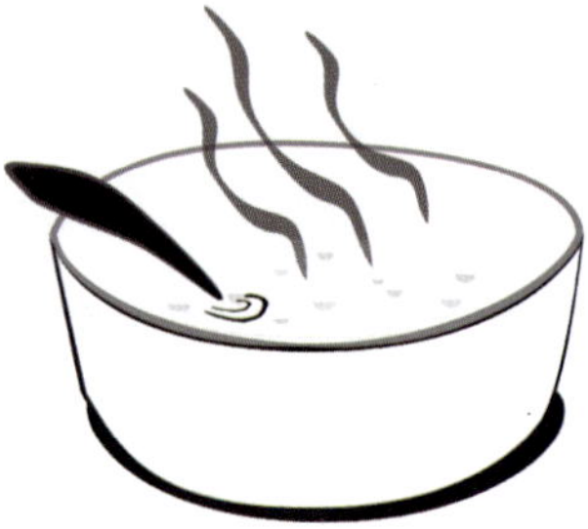

（3）功效：补脾益肺、开胃消食、润肺化痰。

香梨百合饮

（1）材料：百合、香梨、蜂蜜。

（2）做法：香梨去皮，洗干净切小块备用。百合洗干净，纯净水浸泡10分钟，捞出沥干。把浸泡好的鲜百合和梨块一起放入锅中，加入适量的水，大火烧开后，转小火炖10分钟。

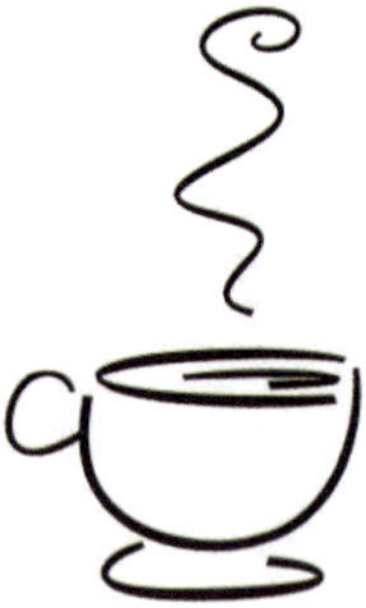

（3）功效：养阴润肺、清热止咳。

百合莲子粥

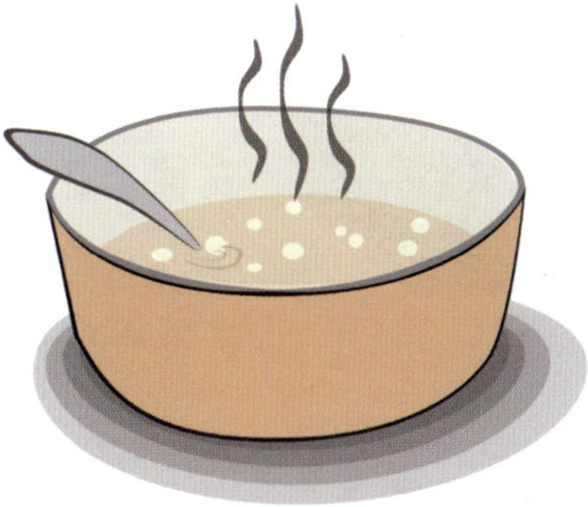

（1）材料：百合 20 克、莲子 20 克、糯米 50 克。

（2）做法：将百合、莲子洗净，与糯米一起放入锅中，加水适量煮成粥。每日早、晚食用。

（3）功效：百合具有养阴润肺、清心安神的功效；莲子能补脾止泻、养心安神；糯米则能补中益气、健脾和胃。此粥适用于干咳无痰、咽喉干燥、心神不宁等症候者。

银耳红枣汤

（1）材料：银耳 20 克（泡发后）、红枣 10 颗（去核）、冰糖适量。

（2）做法：将银耳泡发后撕成小朵，与红枣一起放入锅中，加水适量，煮至银耳熟烂后，加入冰糖调味后即可食用，每日 1 次。

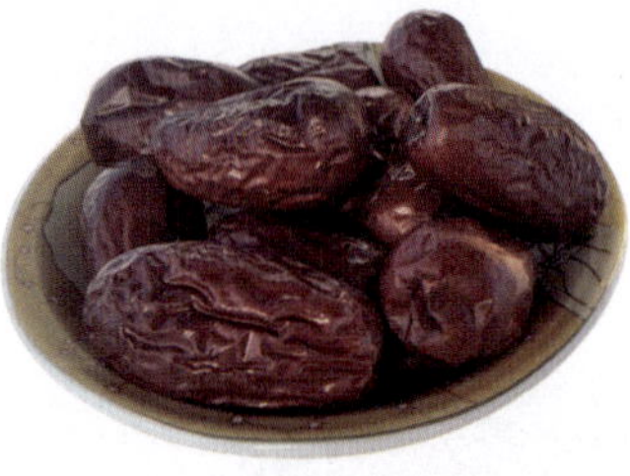

（3）功效：银耳能滋阴润肺、养胃生津；红枣能补中益气、养血安神。此汤适用于肺虚咳嗽、气短乏力、失眠多梦等症候者。

● 荸荠百合炖猪肉

（1）材料：荸荠 50 克（去皮）、百合 20 克、猪肉 100 克（切片）。

（2）做法：将荸荠洗净切片，百合洗净，猪肉片用油盐稍腌。将三者一起放入锅中，加水适量，炖至肉熟烂后调味食用，每周 2~3 次。

（3）功效：荸荠能清热生津、化痰消积；百合能养阴润肺、清心安神；猪肉能滋阴润燥。此汤适用于肺燥咳嗽、痰黄而黏、口干咽燥等症候者。

核桃芝麻糊

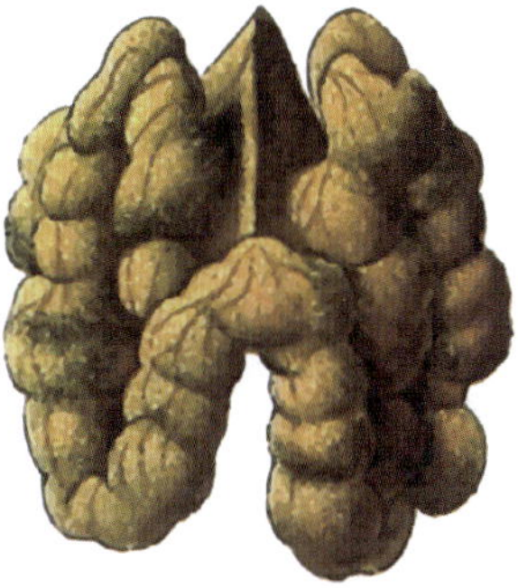

（1）材料：核桃50克（捣碎）、黑芝麻50克（炒香捣碎）、糯米粉适量。

（2）做法：将核桃碎和黑芝麻碎放入锅中，加水适量煮沸后，加入糯米粉调成糊状即可食用。每日早、晚各1次。

（3）功效：核桃能补肾益肺、润肠通便；黑芝麻能滋补肝肾、益精填髓；糯米粉能补中益气。此糊适用于肺肾两虚引起的咳嗽气喘、腰膝酸软等症候者。但需注意，糖尿病患者应减少糯米的使用量或不加糖调味。

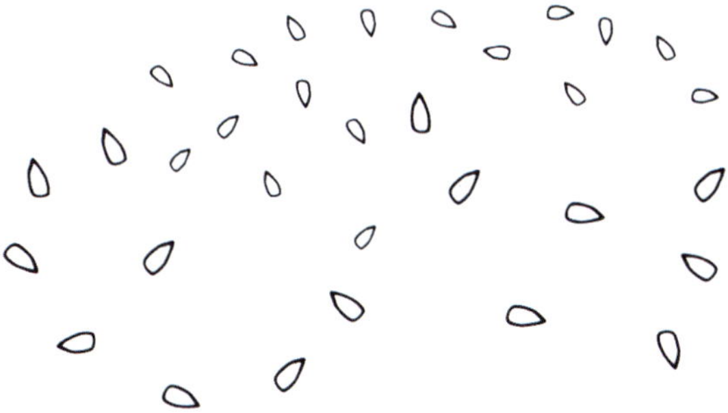

咳嗽注意事项

（1）普通感冒的治疗中，需注意抗生素无法缩短病程，也无法减轻症状，同时还可能有不良反应。常规来说，一般不使用抗生素治疗。

（2）若普通感冒患者是以咳嗽为主要症状，而无发热、头痛、肌肉痛等症状，不建议随意使用非甾体抗炎药。

（3）在急性气管－支气管炎的治疗中，一般不使用抗生素，除非提示有明确的细菌感染，如咳脓性痰或外周血白细胞计数升高者。

（4）镇咳药能控制或者抑制咳嗽反射，因此，对于咳嗽且有痰的患者，不要轻易使用镇咳药。对于年龄较大的患者或患有慢性呼吸系统疾病的患者，应谨慎使用镇咳药。一些镇咳

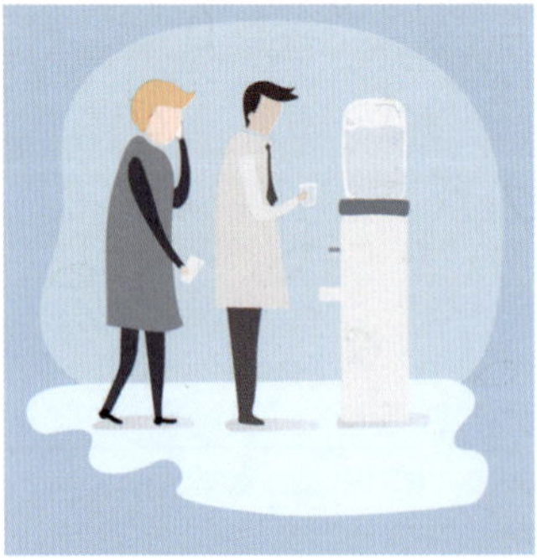

药物中含有酒精、可待因等成分，因此，不可盲目用药，需遵医嘱。

（5）在咳嗽期间应注意多休息，饮食要清淡，多饮水。多开窗通风，避免熬夜及劳累。

（6）不建议吃海鲜、竹笋等容易引发过敏的食物，其次不建议吃过于辛辣、生冷的食物。此类食物不利于病情的恢复。

（7）咳嗽时建议吃高蛋白食物，如牛肉、瘦肉、鸡蛋、牛奶等。对鸡蛋、牛奶等过敏者不建议食用。

（8）咳嗽发作期，不建议患者接触冷空气，大多数患者接触冷空气后咳嗽会加重。另外还应注意少接触刺激性气味，如香烟、油漆、炒菜的油烟味等。

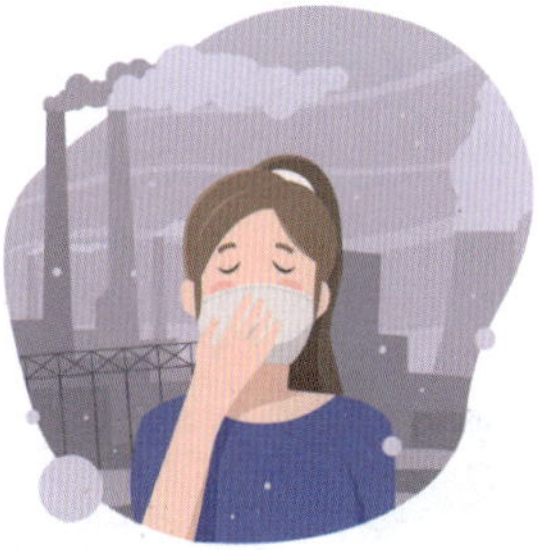

咳嗽期的饮食推荐

对于咳嗽的患者，若身体状况允许，应给予充足的水分及热量。每日保证一定的饮水量有利于维持呼吸道黏膜的湿润，利于咳嗽咳痰，同时还应保证摄入充足的蛋白质及维生素以补充营养、增强免疫力。

● 药食

桂花、罗汉果、冬虫夏草、橙皮、玉兰花、白梅花、百部、太子参、柚子皮、黄连、川贝、

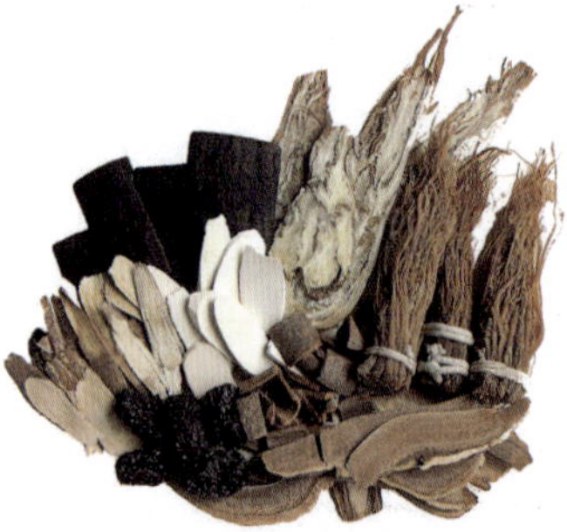

蚯蚓、罗布麻、枇杷叶、栀子。

● 蔬菜

胡萝卜、白萝卜、魔芋、荸荠、西葫芦、香菇、青萝卜、葫芦、芥蓝、羊肚菌、木耳、干香菇、霸王花。

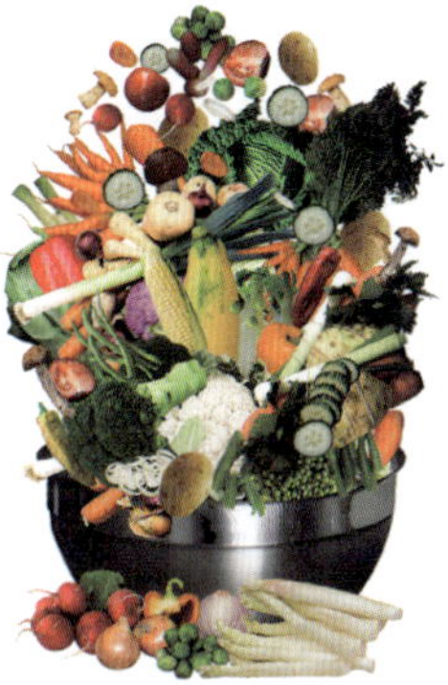

● 水果

梨、柚子、树莓、黄皮、枇杷、橙子。

● 干果

花生、腰果、松子、榛子。

● 肉类

鸭肉、牛肺、鹧鸪。

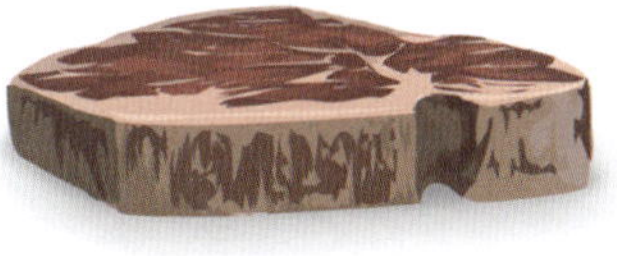

● 水产

蛤蜊、海带、紫菜、海胆。

● 豆类、豆制品

豆腐、山药豆。

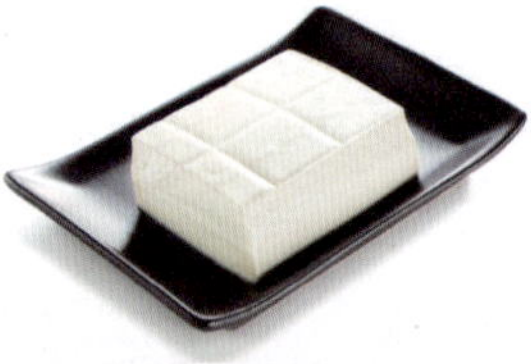

● 五谷杂粮

高粱米、小米。

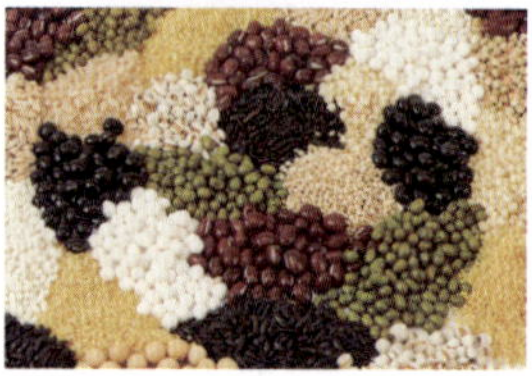

咳嗽期的饮食禁忌

咳嗽患者应避免食用辛辣刺激性食物、油炸食品、高甜食物及生冷食物等。

辛辣刺激性食物

常见的辛辣刺激性食物有花椒、酒、韭菜、桂皮、八角、辣椒、洋葱、大蒜、生姜、胡椒等。此类食物具有较强的刺激性，易激发细菌感染，刺激患者咽喉及支气管，从而加重咽喉及支气管黏膜的毛细血管扩张，导致病情加重。

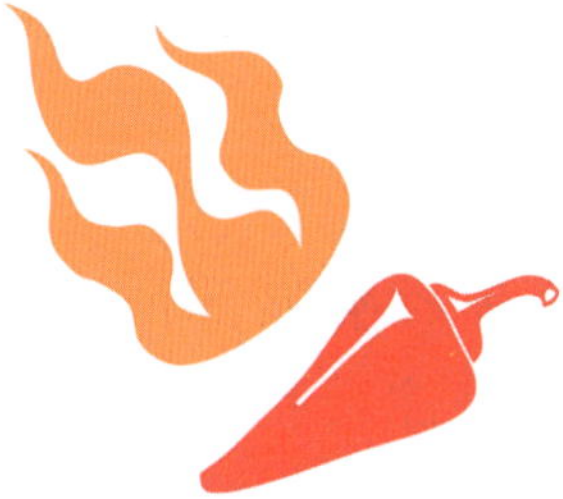

油炸食品

常见的油炸食品，如炸薯条、炸鸡、油饼、油条、炸糕、烤鱼、烤串等。此类食物不易消化，会加重肠胃负担，同时还会增加肺经之热，不利于病情恢复。

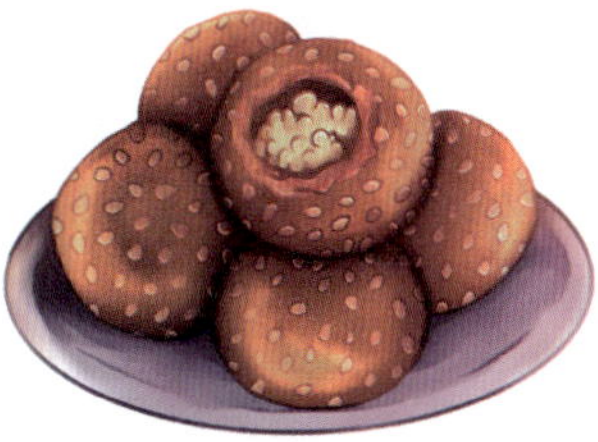

● 高甜食物

如蛋糕、奶油等甜食，有助热作用，若摄入过多甜食，会对脾胃功能造成不利影响，引起气管和咽喉部位分泌过多痰液，从而增加痰液的黏稠性，导致痰液聚积在肺内不易排出，加重咳嗽。

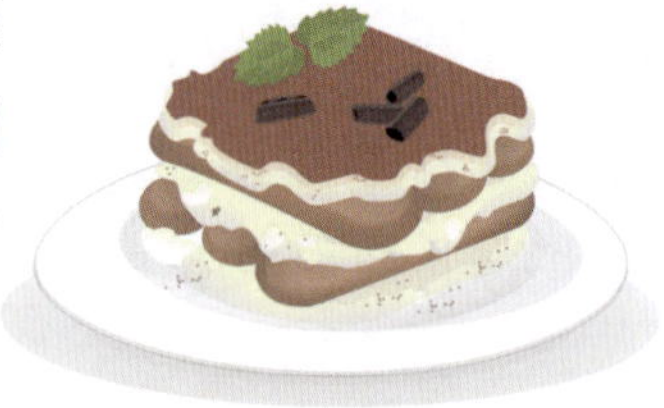

● 生冷食物

咳嗽期间，患者咽喉部位较敏感，若食用过凉食物，如冷饮、冰激凌等，易造成肺气闭塞，加重病情。

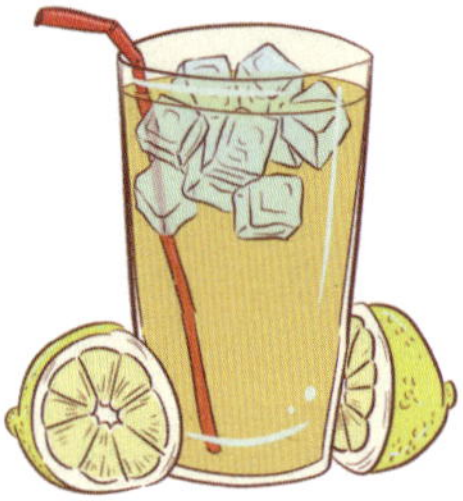

● 胃食管反流性食物

应避免饮食过饱或睡前进食，避免进食过酸、辛辣及油腻食物，避免饮用咖啡、碳酸饮料。

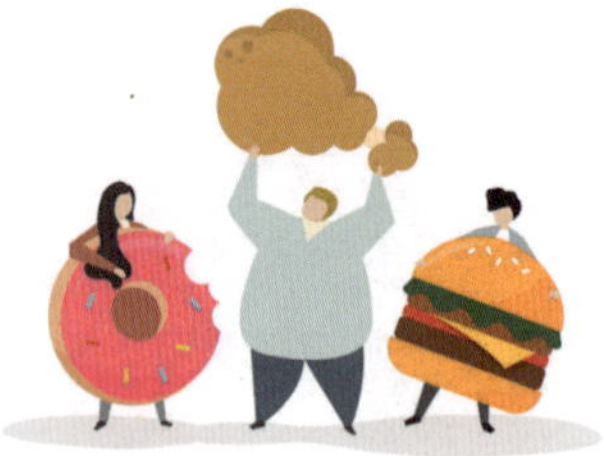

咳嗽转归

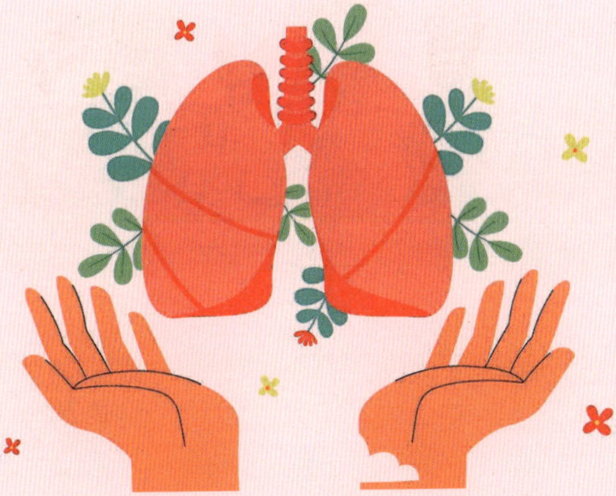

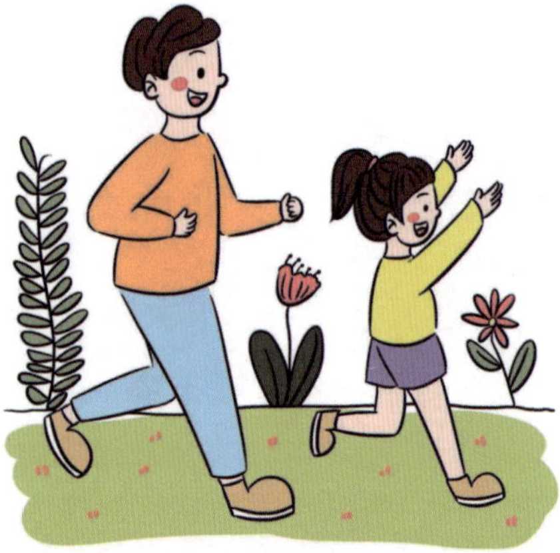

咳嗽通常是由上呼吸道感染、支气管炎等疾病导致的，如果能咳出痰，加之咳嗽频率减低、咳嗽的症状减轻，并且无流涕、打喷嚏、乏力等不适症状，说明咳嗽快好了；如果咳嗽出痰，但咳嗽的频率不变或者变高、咳嗽的症状加重，并且伴随流涕、打喷嚏、乏力等不适症状，说明咳嗽严重了。

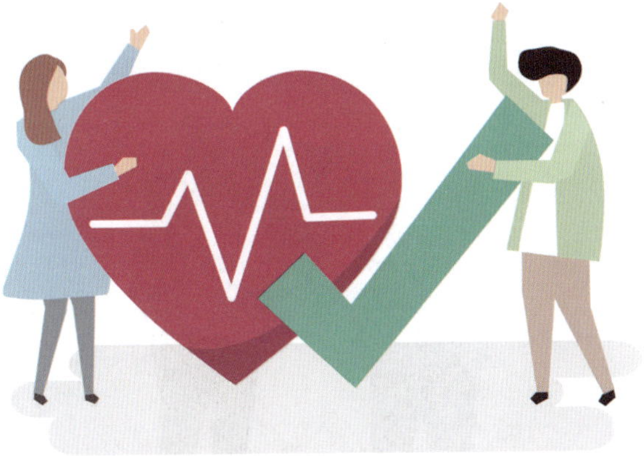

咳嗽变好的三个阶段，分别是干咳期、动痰期和排痰期。

干咳期

在此阶段，患者会出现咳嗽、干咳，一般表现为有少量痰液咳不出来，可以借助翻身、拍打背部等促进痰液排出。

动痰期

在此阶段，能听见患者咳嗽时伴有明显的痰鸣音，痰液可被咳出，咳嗽的情况也逐渐缓解。

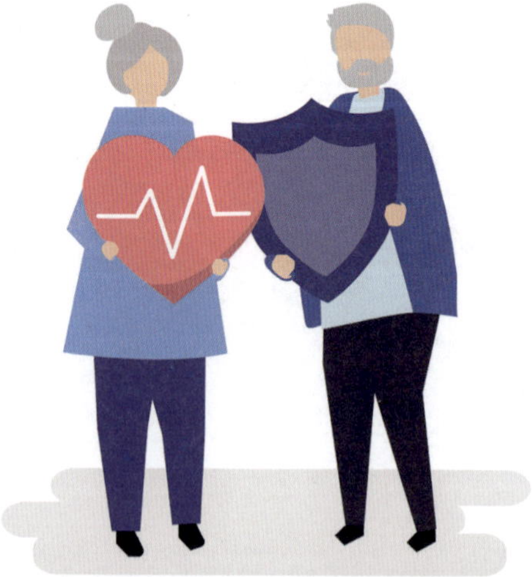

排痰期

在此阶段，患者可把所有的痰液排出体外，痰量也逐渐减少，体内感染的情况逐渐好转，咳嗽也在逐渐消失。

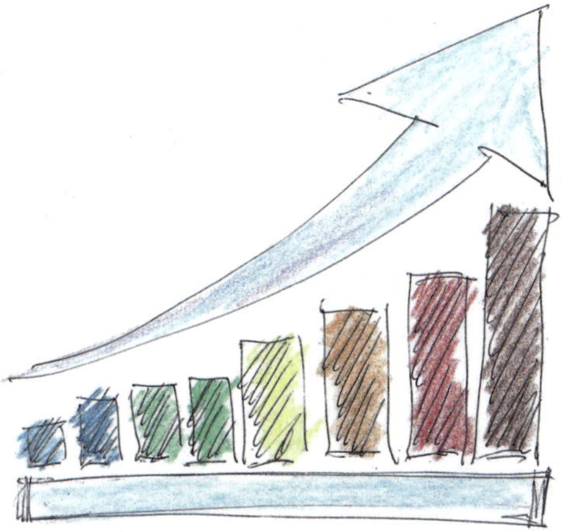

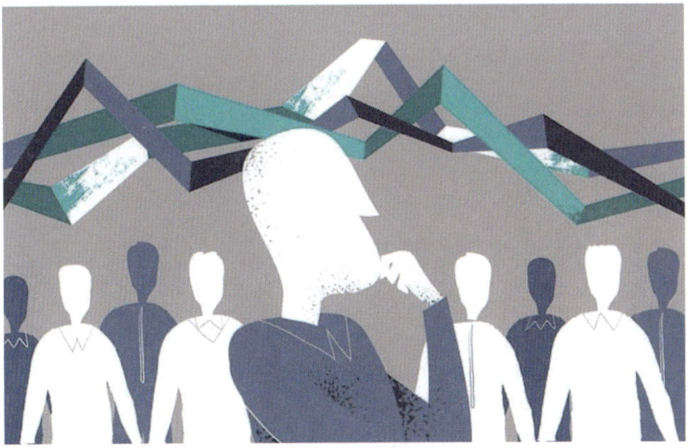

参考文献

[1] 中华中医药学会内科分会肺系病专业委员会 . 咳嗽中医诊疗专家共识意见（2011 版）[J]. 中医杂志 ,2011.

[2] 国家药典委员会 . 中华人民共和国药典 3 部 [M]. 中国医药科技出版社 ,2010.

[3] 韩晓玲 . 咳嗽穴位贴敷治疗及护理指导 [J]. 中国保健营养 ,2016, 26（014）.

[4] 陈冬梅 , 王新佩 . 穴位贴敷治疗慢性咳嗽 56 例 [J]. 中医外治杂志 , 2015.

[5] 苏春晖 . 中药穴位贴敷治疗咳嗽 50 例 [J]. 中国民间疗法 ,1998.

[6] 碧雪 . 慢性咳嗽食疗法 [J]. 中国保健营养 ,2002（11）.

[7] 李典云 . 咳嗽食疗处方 [J]. 东方食疗与保健 ,2005（6）.

[8] 王凤 . 咳嗽怎么选择中成药 [J]. 饮食保健，20196（38）.

[9] 赵怀德 . 咳嗽辩证食疗方 [J]. 东方食疗与保健 ,2005（10）.

[10] 朱为康 , 朱笛忻 . 居家简易验方——咳嗽篇 [J]. 科学生活 , 2022（004）.

[11] 薄健 . 食疗 + 按摩缓解慢性咳嗽 [J]. 家庭科学 ,2015（2）.

[12] 惠芬 , 张鸿 , 继朴 . 解码咳嗽的正确姿势 [J]. 中国生殖健康 , 2019（10）.

[13] 仲依 . 新春缓解干燥咳嗽食疗方 [J]. 现代养生 ,2014（8）.

[14] 李志成 . 浅谈虚证咳嗽的治疗方法 [J]. 中外健康文摘 ,2009, 6（4）.

[15] 刘海燕 . 了解咳嗽反射的秘密 [J]. 保健与生活 ,2012（8）.

[16] 邵长荣 , 余小萍 . 人为什么会咳嗽 [J]. 医药保健杂志 ,2003.

[17] 崔松 . 咳嗽背后的五种“信号”[J]. 现代阅读 ,2019（6）.

[18] 周建琼 . 咳嗽，没你想的那么简单 [J]. 饮食保健，2020，7（14）.

[19]Murphy Sheila A. 指导咳嗽的技巧 [J]. 国际护理学杂志 , 1981（6）.

[20] 邓雪梅 . 咳嗽七大误区 [J]. 老年健康 ,2009.

[21] 佚名 . 小咳嗽，大讲究（上）[J]. 癌症康复 ,2007（2）.